Anna Elisabeth Röcker

Die Bach-Blüten
Hausapotheke

Mit zahlreichen neuen Rezepten der Naturheilkunde. Kombinationsvorschläge der heilenden Essenzen für Gesundheit und Seele nach Dr. Bach

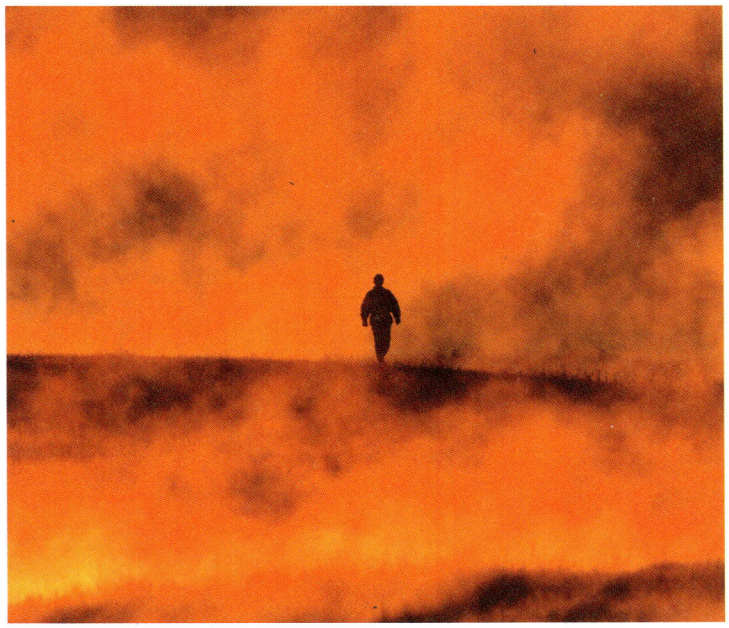

Südwest

Inhalt

Vorwort 4

Leben und Wirken von Edward Bach 6

Eine ungewöhnliche Karriere 6

Krankheit und Psyche – ein neues Verständnis 8

Die Wirkungsweise der Bach-Blüten 10

Alles ist Schwingung 10

So finden Sie die richtige Blüte 12

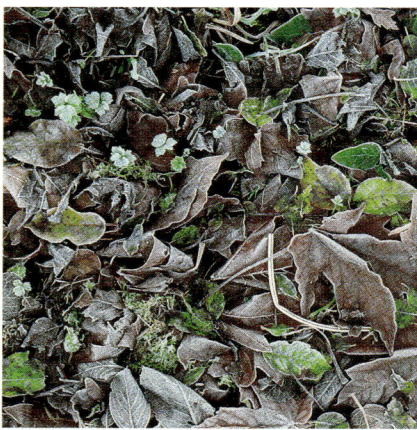

Krankheit ist für unseren Körper ein Zeichen des Verharrens und Stillstands.

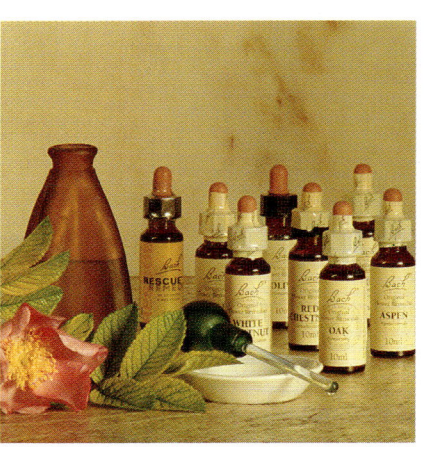

Die Hausapotheke sollte die für Sie wichtigsten Essenzen enthalten.

Die persönliche Hausapotheke 16

Ausgewählte Bach-Blüten immer griffbereit 16

Leben im Wandel 19

Krisen im Alltag 24

Einnahme und Anwendungsdauer 28

Aufbewahrung und Haltbarkeit 30

Behandlung von Haustieren und Pflanzen 30

Sieben Persönlichkeitstypen 32

Sieben Blütengruppen – sieben Krankheitsbilder 32

Für jene, die Angst haben 33

Inhalt

So wie im Großen die Sonne Energie spendet, so helfen die Blütenessenzen im Individuellen.

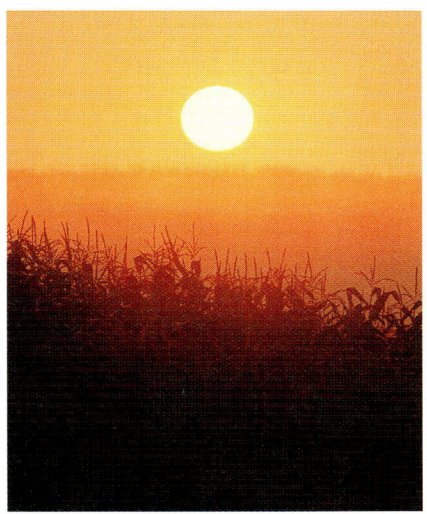

Krankheit – Weisung der Seele 44

Wichtige Fragen zum Umgang mit der Krankheit 44

Krankheitsbilder – wie der Körper der Seele antwortet 46

Heilen mit Bach-Blüten 60

Die richtige Vorgehensweise 60

Alle Bach-Blüten auf einen Blick 60

Über dieses Buch 95

Register 96

Hören Sie auf Ihre innere Stimme, und tauchen Sie in die Ruhe der Natur ein.

Für jene, die an Unsicherheit leiden 35

Für jene, die nicht genügend Interesse an der Gegenwart haben 36

Für jene, die einsam sind 38

Für jene, die überempfindlich gegenüber fremden Einflüssen sind 39

Für jene, die mutlos und verzweifelt sind 40

Für jene, die allzu besorgt um das Wohl anderer sind 42

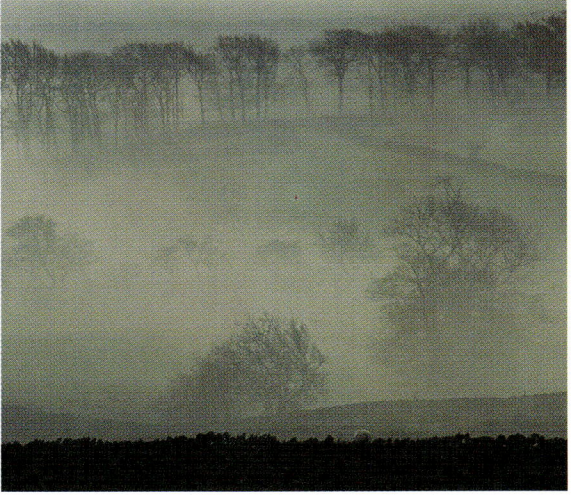

Vorwort

Sein Büchlein »Heile Dich selbst«, das 1931 zum ersten Mal erschienen ist, hat Edward Bach »allen leidenden Menschen« gewidmet. Er zeigt darin nicht nur die wahren Ursachen von Krankheit und Leid auf, sondern ermuntert die Menschen, sich mutig und selbstverantwortlich mit diesen widrigen Umständen auseinanderzusetzen. Er begibt sich damit in eine Linie mit dem großen Arzt Paracelsus, der immer wieder von der Notwendigkeit sprach, den »inneren Heiler« zu entwickeln.

Eigenverantwortung ist gefragt

Heute ist Bachs Lehre aktueller denn je. Trotz des großen Fortschritts, den unsere moderne Medizin in den letzten Jahren gemacht hat, stehen wir einem Heer von chronischen Krankheiten immer noch hilflos gegenüber. Wir sind aufgefordert, mehr Verantwortung für uns, für unsere Gesundheit und unser Leben zu übernehmen, und uns nicht einfach auf fremde Heilerinstanzen zu verlassen. Dazu gehört auch, dass wir uns über die Entstehung von Krankheit Gedanken machen und uns damit beschäftigen, was unsere Gesundheit erhält. Das ständig steigende Interesse an den Bach-Blüten auf der ganzen Welt zeigt, dass immer mehr Menschen mit Hilfe dieser »Medizin der Zukunft« zu mehr innerer Ausgeglichenheit und Harmonie kommen möchten.

Die Bach-Blüten-Hausapotheke ist als eine Art erste Hilfe für Sie selbst, Ihre Familienangehörigen und Freunde gedacht. Sie können die Bach-Blüten in allen kleineren und größeren Notfällen des Lebens einsetzen. Niemals können

> »Lasst euch durch die Einfachheit dieser Methode nicht von ihrer Anwendung abhalten, denn je weiter wir in unseren Forschungen voranschreiten, desto deutlicher werden wir das Prinzip der Einfachheit in der gesamten Schöpfung erkennen.«
> (E. Bach)

Seelische Selbstheilungskräfte

Sie dabei etwas falsch machen, auch wenn Sie nicht die im Moment notwendige Blüte wählen. Mit Hilfe der Bach-Blüten aktivieren und stärken wir unsere seelischen Selbstheilungskräfte, denn Bach-Blüten wirken in erster Linie im psychischen, seelischen Bereich. Blockierte Energien werden durch sie wieder zum Fließen gebracht.

Die Einheit von Körper und Geist

Der Entstehung von körperlichen Krankheiten gehen in den meisten Fällen solche Blockaden auf der Gemütsebene voraus. Auch die moderne Schulmedizin hat erkannt, dass psychische Dispositionen (Stress, Trauer, Frustration usw.) sich irgendwann körperlich ausdrücken, wenn sie nicht beachtet werden. So kann z. B. zu Beginn eines grippalen Infektes eine Behandlung mit Bach-Blüten durchaus ausreichend sein. Auf diese Weise lernen Sie, sich selbst besser zu beobachten, und genauer wahrzunehmen, was Sie krank macht.

Auch als Begleittherapie bei chronischen Krankheiten haben sich die Bach-Blüten bestens bewährt, denn Menschen, die über einen längeren Zeitraum krank, eingeschränkt in ihrer Bewegung und durch Arbeitsunfähigkeit aus ihrem normalen Leben herausgerissen sind, leiden oft besonders unter negativen Gedanken und Gefühlen, wie Traurigkeit, Angst und Hoffnungslosigkeit.

Hilfe bei Schockzuständen

Besonders wichtig ist der Einsatz der Bach-Blüten in Schocksituationen. Der Schock versetzt den Menschen in eine Art Lähmungszustand. Die Lebenskraft und damit unsere Abwehrbereitschaft sinken rapide, das wird oft zur Ausgangsbasis für lang andauernde Gemütsverstimmungen oder Krankheiten.

> Mit dem Einsatz der Bach-Blüten wird natürlich die Hilfe von Ärzten, Heilpraktikern und Therapeuten nicht überflüssig. Hat sich eine Erkrankung erst einmal auf der körperlichen Ebene manifestiert und sich dort mit einer gewissen Hartnäckigkeit festgesetzt, reicht es oft nicht mehr aus, die seelischen Ursachen anzugehen. Seien Sie deshalb vorsichtig! Wer Ihnen erzählt, Sie könnten ein Magengeschwür, eine Krebserkrankung oder eine akute Bronchitis allein mit Bach-Blüten – oder einer anderen sanften Heilmethode – bekämpfen, ist ein Scharlatan.

Leben und Wirken von Edward Bach

Eine ungewöhnliche Karriere

Edward Bach wurde am 24. September 1886 als ältestes von drei Kindern in der Nähe von Birmingham geboren. Schon in seiner frühen Jugend zeigte der äußerst sensible Junge ein großes Interesse für die Natur. Zeitgenossen beschrieben ihn als einen Menschen mit einer außerordentlich positiven Einstellung dem Leben gegenüber und von großem Mitgefühl.

Vom Gießereiarbeiter zum Arzt

Mit 16 Jahren verließ er die Schule und trat in die Erzgießerei seines Vaters ein, um seinen Eltern das teure Schulgeld für eine Medizinausbildung zu ersparen. Er hatte zwar hier die Möglichkeit, das Verhalten der Menschen zu studieren, die später zu seinem Patientenkreis gehören sollten, aber diese Arbeit befriedigte ihn natürlich nicht. Mit der Zeit wurde sein Wunsch übermächtig, seiner wahren Berufung als Arzt zu folgen.

Nach seinem Studium konnte er im Jahr 1914 seine Tätigkeit an einer Londoner Universitätsklinik beginnen. Es folgten Jahre des unermüdlichen Studiums, wobei er sich nicht nur den Büchern – also der akademisch gefestigten Lehrmeinung – widmete, sondern vor allem versuchte, Erkenntnisse über das Wesen von Krankheit zu erlangen. Nach seiner Tätigkeit in der Chirurgie nahm er eine Assistentenstelle am Bakteriologischen Institut der Universität an. Seine Forschungen

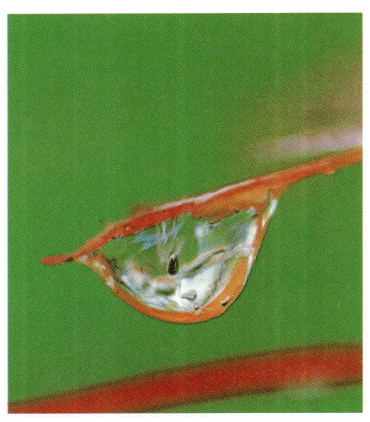

Wasser ist elementarer Baustein einer jeden Form von Leben.

Bereits als Schuljunge träumte Edward Bach davon, Arzt zu werden, und mitzuhelfen, die Leiden der Menschen zu lindern. Jahre später konnte er erfahren, dass er tatsächlich die Heilkräfte besaß, von denen er schon als Kind geträumt hatte.

erstreckten sich nun vor allem auf die Bakteriologie. Er entdeckte eine Reihe von Darmbakterien, die für das Entstehen von chronischen Krankheiten verantwortlich waren.
Besonders aber befasste er sich mit der Immunologie – und zwar speziell mit der Wechselwirkung zwischen psychischen Befindlichkeiten und körperlichen Erkrankungen. Auf diesem Gebiet nahm er viele Erkenntnisse der modernen Psychoneuroimmunologie vorweg – des Wissenschaftszweigs, der seit einigen Jahren die Beeinflussung des Nervensystems durch unsere Psyche untersucht.

Neuorientierung nach schwerer Krankheit

Im Jahr 1917 erkrankte er so schwer, dass man ihm kaum Überlebenschancen gab. Sein starker Wille und sein großer Wunsch, Hilfen für die leidende Menschheit zu finden, ließen ihn aber aus dieser Lebenskrise gestärkt hervorgehen. Er richtete sich ein eigenes kleines Labor ein, um seinen Forschungen weiter nachgehen zu können, und kam schließlich – was ja bei seinen Einstellungen kein Wunder war – in Kontakt mit der Homöopathie.
Anfang 1930 verließ Bach London, um in Wales, dem Land seiner Vorfahren, nach neuen pflanzlichen Heilmitteln zu suchen. Dies war die eigentliche Geburtsstunde der Bach-Blütentherapie. Nach und nach entdeckte er die uns heute als Bach-Blüten bekannten 38 Heilpflanzen. Seine letzten Lebensjahre verbrachte er in einem kleinen Ort nahe Oxford, wo auch heute noch die Blüten geerntet und als Vorratsflaschen in die ganze Welt versendet werden. 1936 starb Edward Bach in dem festen – und heute bestätigten – Vertrauen, dass sich diese Heilmethode weiter verbreiten würde, und er mit seiner »Medizin der Zukunft« einen wertvollen Beitrag zur Befreiung der Menschen von Leid und Krankheit geleistet hatte.

Die Erkenntnis vom engen Zusammenhang zwischen Gemütszustand und Körperempfinden führte Edward Bach zur Entdeckung von 38 Pflanzen, deren Energien positiven Einfluss auf das Wohlbefinden eines jeden Menschen ausüben können.

Krankheit und Psyche – ein neues Verständnis

Krank werden wir, wenn wir uns von uns selbst entfernen und so gegen uns und andere leben. Die Blütenessenzen von Edward Bach weisen uns wieder den Weg zu unserem inneren Zentrum, und geben uns unseren ureigensten Platz in dieser Welt zurück.

Durch seine umfassenden Forschungen war Edward Bach zu dem Schluss gekommen, dass die Grundursache für Krankheit in unseren negativen Gedanken und Stimmungen liegt. Heute kann dieser Zusammenhang zwischen Gedanken, Gefühlen und körperlichen Reaktionen, der damals revolutionär erschien, längst durch die Psychoneuroimmunologie nachgewiesen werden.

Verstoß gegen die Selbstbestimmung

Bach geht allerdings etwas weiter, indem er sagt, dass diese negativen Gemütszustände daher kommen, dass wir nicht den Weg folgen, den uns unsere Seele aufzeigt. D. h. in seinem Verständnis, dass wir immer wieder zulassen, dass sich andere Menschen in unser Leben einmischen, oder wir das Leben eines anderen Menschen bestimmen wollen. Eine weitere Ursache sieht Bach in der Angst vor Krankheit selbst.

Psyche und Körper – ein kleiner Selbstversuch

Machen Sie ein kleines Experiment, um die frappanten Wechselwirkungen zwischen Psyche und körperlichen Reaktionen zu testen: Stellen Sie sich vor, dass Sie kräftig in eine reife, gelbe Zitrone beißen. Wahrscheinlich werden Sie feststellen, dass Ihnen das Wasser im Mund zusammenläuft, und das, obwohl Sie weder eine Zitrone sehen, noch in eine hineinbeißen. Dieser Gedanke hat im Körper Reaktionen ausgelöst, die zur Speichelbildung geführt haben. So ähnlich kann man sich die Wirkung negativer Gedanken und Gefühle auf den Körper vorstellen.

Blüten gegen die Angst

Die Blütenessenzen sollen uns helfen, aus diesen belastenden emotionalen Situationen herauszukommen und neue Lebensfreude und Kraft zu entwickeln. In den 38 Blüten spiegeln sich nach Bach 38 Gemütssymptome wider – und für unsere Genesung ist es wichtig, herauszufinden, unter welcher dieser möglichen »Seelenverstimmungen« wir leiden, bzw. welche unsere Symptome verursacht.

Krank mangels Liebe

Bach spricht in seinen Schriften von zwei Hauptursachen für Krankheit und Leid:

- Die erste ist das Verlassen des eigenen Weges. Das Wichtigste im Leben ist das Entwickeln der eigenen Persönlichkeit, das Wissen um den Weg, den man in diesem Leben zu gehen hat. Alles, was uns davon abhält, sei es übermäßiges Fixiertsein auf andere, sei es, dass wir zu schwach sind, nein zu sagen, oder sei es, dass wir zu stark von Außeneinflüssen abhängig sind, wirkt letztendlich krankmachend.
- Indem wir unseren Platz im Leben finden, helfen wir auch anderen Menschen, ihren eigenen Weg zu gehen, denn wir sind alle miteinander verbunden, wir sind, so E. Bach, »alle Teil der großen göttlichen Sonne«. Jede Grausamkeit gegen andere richtet sich damit letztlich auch gegen uns selbst – und ist die zweite prinzipielle Ursache für Krankheit, für Unheil im weitesten Sinne.

Die beiden Pole »Selbstbewusstsein« und »Toleranz« finden sich wieder in dem Satz »Liebe Deinen Nächsten wie Dich selbst«. Das gleichberechtigte Zusammenwirken dieser beiden Werte ist die Grundlage unserer seelischen und damit unserer körperlichen Identität und Gesundheit.

> »Die Aufgabe des Menschen ist das Erlangen seiner Freiheit, die Entfaltung seiner Individualität und Unabhängigkeit. Krankheit und Leiden entstehen vor allem dort, wo Disharmonie in Gedanken, Gefühlen und Handlungen herrscht, wo der Rhythmus verloren gegangen ist.«

Die Wirkungsweise der Bach-Blüten

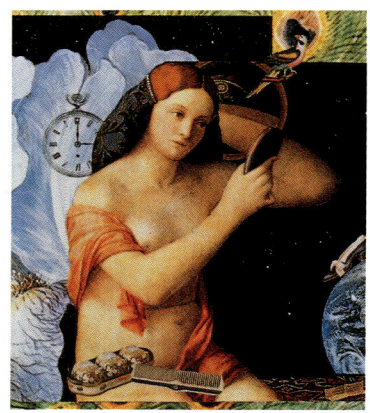

Den Menschen in seiner irdischen und kosmischen Gesamtheit zu erfassen, ist Ausgangspunkt der Bach'schen Lehre.

Alles ist Schwingung

»Alles Dasein ist Schwingung«, so lassen sich die Erkenntnisse der modernen Atomphysiker umschreiben. Jedes Teilchen der Materie ist in Bewegung, jedes Teilchen der Materie schwingt, langsam oder schneller. Alle unsere Zellen schwingen, alles in der belebten und unbelebten Natur ist, wie man seit Nils Bohr und Werner Heisenberg weiß, über irgendeine Art von Schwingung definiert.

In der Musik ist uns das am auffälligsten, aber auch jede Pflanze schwingt in einer bestimmten Weise. Bach, der die Welt der Heilpflanzen kannte wie kaum ein anderer, konnte die Wirkung der von ihm gefundenen Pflanzen fühlen, konnte ihre Kräfte als Vibrationen spüren.

Die Blüte – das Zentrum der Pflanzenenergie

Die größte Konzentrierung dieser Schwingungen spürte er in der Blüte. Die Blüte ist außerdem eine Art Signum der Pflanze, ein Erkennungszeichen höchster Individualität. In der Blüte zeigt die Pflanze ihre typische Farbe, Form und ihren individuellen Duft. Diese besondere Schwingung, die in der Pflanze im Überfluss vorhanden ist, gibt sie an den Menschen weiter, und bringt ihn damit in eine höhere Schwingungsebene. Sie gleicht damit Defizite aus, die durch unsere negativen Gemütszustände entstanden sind, und die bis in die Zellebene wirken und die Ordnung stören.

»Innerlich beben« oder »sich wie gelähmt fühlen« – beides Beispiele für seelische Schwingungen, die aus dem Gleichgewicht geraten sind. Bach-Blüten schaffen inneren Gleichklang, und komponieren so höchste seelische Harmonie.

Die Energie der Pflanzen

Die spezifische Heilkraft der von ihm gefundenen 38 Blüten hat Edward Bach intuitiv herausgefunden. Jetzt musste es ihm nur noch gelingen, diese Heilkräfte »einzufangen«. Zunächst tat er das dadurch, dass er den Tau von der Blüte sammelte und ihn in kleine Fläschchen abfüllte. Später entwickelte er die sogenannte Sonnenmethode: Die Blüten werden beim Höchststand der Sonne auf Wasser gelegt, der Sonnenstrahlung ausgesetzt und damit die Kraft der Blüte ins Wasser übergeführt.

Unser Kopf regiert oft unser Leben. So führen negative Gedanken zu negativen Erlebnissen. Positives Denken hingegen aktiviert Lebensfreude und Lebenskraft, und kann uns Erfolge bescheren. Mit Hilfe der Blütenessenzen wird uns vieles besser gelingen.

Die Wirkung negativer Gefühlszustände

Man kann sich die harmonisierende Wirkung der Bach-Blüten anhand folgendem Beispiel verdeutlichen: Sie stehen vor einer Prüfungssituation. Tagelang vorher werden Sie geplagt von Versagensängsten: »Das schaffst du nie, du warst doch in wichtigen Momenten immer ein Versager.« Mit der Zeit glauben Sie, es jedem Menschen anzusehen, dass er Sie für einen Versager hält, immer mehr verlieren Sie die Ruhe und die innere Stabilität, all ihre Gedanken kreisen um dieses Problem. Vom Kopf her ist Ihnen natürlich klar, dass es darum geht, zur Ruhe zu kommen, und vielleicht auch, dass Sie gar kein solcher Versager sind, wie Sie sich einreden. Würden Sie sich diese Situation jetzt als ein Schwingungsmuster vorstellen, sähe das wohl sehr chaotisch aus. Wenn Sie z. B. jetzt die entsprechenden Blüten einnehmen, wie Larch, Elm, Mimulus oder Cerato, könnten Sie spüren, wie Sie langsam wieder in Kontakt mit sich selbst kommen, Ihr Selbstbewusstsein wächst. Das Schwingungsmuster wird harmonisiert. Sie wirken dadurch anders auf Ihre Mitmenschen und bekommen wieder positive Rückmeldungen. Wenn Sie so in eine Prüfung hineingehen, haben Sie – bei gleichem Wissensstand – bessere Chancen, erfolgreich zu sein, als wenn Sie sich einer Welt von Gegnern gegenübersehen.

So finden Sie die richtige Blüte

Sieben Untergruppen

Eine Methode, für Sie infrage kommende Bach-Blüten herauszufinden, besteht darin, sich mit der Unterteilung der 38 Blüten in sieben Gruppen zu beschäftigen (siehe Seite 32 bis 45). Spricht Sie eines der sieben Stichworte an, und glauben Sie, hier eine für Sie geeignete Blüte zu finden, dann lesen Sie die Beschreibung der einzelnen Blüten dieser Gruppe genauer. Wenn Sie dann eine Blüte gefunden haben, von der Sie sich angesprochen fühlen, schlagen Sie das nachfolgende Kapitel mit den Kurzbeschreibungen der Blüten auf. Hier finden Sie noch einmal die Beschreibung des negativen Gemütszustands, in dem Sie die Blüte brauchen, entsprechend formulierte Schlüsselfragen, die Beschreibung des Lernziels sowie eine zur Blüte passende Affirmation, d.h. eine positive Selbstbestätigung.

Schon mit der Frage, für welchen Bereich unseres Lebens wir die Kraft der Blüten nutzen möchten, beginnt ein positiver Lernprozess: Wie sehe ich mich? Wie fühle ich mich? Was brauche ich?

38 verschiedene Blüten

Wenn Ihnen die Einteilung nach den sieben negativen Grundzuständen zu ungenau ist, besteht eine weitere Möglichkeit darin, die Kurzbeschreibungen der 38 Blüten (siehe Kapitel »Heilen mit Bach-Blüten«, Seite 60) anzusehen, und sich zu fragen, welche der zugeordneten Persönlichkeitsbilder auf Sie zutrifft. Es kann sein, dass Sie sich in den beschriebenen Fehlverhalten wiedererkennen, aber auch, dass Sie die bei jeder Blüte aufgeführten Lernziele für wichtig halten. Vielleicht erkennen Sie auch in einer Blüte ein »Lebensthema«, d.h. einen negativen Gemütszustand, der in Ihrem Leben immer wieder auftaucht. Diese Blüte sollten Sie dann in jedem Fall eine längere Zeit einnehmen.

Krankheitsbilder

Eine eher konventionelle Möglichkeit ist es, nachzulesen, welche Bach-Blüten bei welchen körperlichen Erkrankungen hilfreich sein können. Sie finden im Kapitel »Krankheit – Weisung der Seele« auf Seite 44 verschiedene organische Bereiche abgehandelt, auf die bei entsprechenden Krankheiten wirksamen Bach-Blüten wird jeweils hingewiesen. Schlagen Sie dann in Kapitel »Heilen mit Bach-Blüten« die Beschreibungen der jeweiligen Blüten nach und verfahren Sie weiter, wie oben beschrieben.

Diese Methode mag auf den ersten Blick einleuchtend sein und einen direkten Zugang zum erwünschten Heilerfolg bieten, Sie sollten sie allerdings nicht überbewerten. Letzten Endes stellt sie einen Umweg dar: Da Bach-Blüten körperliche Erkrankungen an ihrer Wurzel, also an psychisch-seelischen Gegebenheiten, beeinflussen, kommen Sie direkter zu Ihrer Blüte, wenn Sie sich über Ihre seelischen Dispositionen Klarheit verschaffen, wenn Sie also spüren, was Ihr körper-

Die Seele als Ausdruck des Körpers, der Körper als Ausdruck der Seele? Wo auch immer Sie ansetzen möchten: Bachs Blüten werden Ihnen den richtigen Weg weisen.

Krankheit ist für unseren Körper ein Zeichen des Verharrens und Stillstands. In dieser Zeit kann der Mensch sich auf die geistige Erforschung dieses Zustands konzentrieren.

Die Wirkungsweise der Bach-Blüten

liches Gebrechen ausgelöst haben könnte. Trotzdem: Wenn Sie sich darüber nicht im Klaren sind, kann Ihnen die Beschäftigung mit dem organischen Aspekt eines Leidens eventuell auch wertvolle Hinweise liefern.

Wichtige Fragen

Wenn Sie unter einer körperlichen Erkrankung leiden, die Sie mit Bach-Blüten behandeln oder mitbehandeln möchten, fragen Sie sich also zuerst, wie Ihr Verhalten der Krankheit gegenüber jetzt ist. Zum Beispiel:
- Glauben Sie in Wirklichkeit gar nicht, dass es etwas gibt, was Ihnen helfen könnte? Hier wäre die Blüte Gorse (Ginster) angezeigt.
- Sind Sie ein sehr ungeduldiger Patient, dem nichts schnell genug geht? Hier wäre Impatiens (Drüsentragendes Springkraut) die richtige Blüte.
- Leiden Sie hauptsächlich darunter, dass sich niemand um Sie zu kümmern scheint? Hier könnte Heather (Schottisches Heidekraut) die richtige Blüte sein.

Fragen Sie sich dann, welche lang andauernden Probleme oder Belastungen zu Ihrer Krankheit geführt haben könnten. Wodurch haben Sie Ihre Harmonie, Ihre innere Ordnung verloren? Bei der Beantwortung beider Fragenkomplexe sollten Sie auf das Kapitel »Sieben Persönlichkeitstypen« zurückgreifen.

Intuitive Auswahl

Sie können auch eine der Blüten für Ihre Mischung rein intuitiv auswählen. Voraussetzung dafür ist, dass Sie sich Zeit nehmen, sich entspannen und sich ganz den Weisungen aus Ihrem Inneren überlassen. Eine gute Hilfsmöglichkeit sind

---

Gab es ein die Krankheit auslösendes Ereignis, einen Schock z. B.? Dann sollten Sie in jedem Fall Star of Bethlehem (Doldiger Milchstern) einnehmen.

Eine ausführlichere Liste solcher Fragen mit einer detaillierten Zuordnung von passenden Blüten finden Sie auf den Seiten 44/45.

Mit Krankheit umgehen

die Bach-Blütenkarten, aus denen Sie spontan eine auswählen. Meistens werden Sie feststellen, dass diese Karte dem entspricht, was Sie auch bewusst wählen würden. Ist das nicht so, sollten Sie sich mit dieser Karte jedenfalls beschäftigen, denn vielleicht handelt es sich um einen negativen Gemütszustand, der Sie zwar belastet, aber den Sie ganz ins Unterbewusste verdrängt haben.

Hilfe akzeptieren

Manchmal ist es notwendig, diese Fragen zusammen mit einem sehr vertrauten Menschen zu besprechen, weil man sich selbst nicht genau erkennt oder genau dort einen »blinden Fleck« hat, wo man etwas verändern sollte. Bei tief sitzenden Problemen ist es in jedem Fall ratsam, therapeutische Hilfe in Anspruch zu nehmen. Das gilt besonders, wenn es sich um die Behandlung bzw. Mitbehandlung von körperlichen Problemen handelt.

Kopf oder Gefühl? Vertrauen Sie auf Ihre innere Stimme, sie wird Sie mit Sicherheit zu den zentralen Themen Ihres Lebens führen. Lassen Sie Ihre Gedanken und Stimmungen einfach zu.

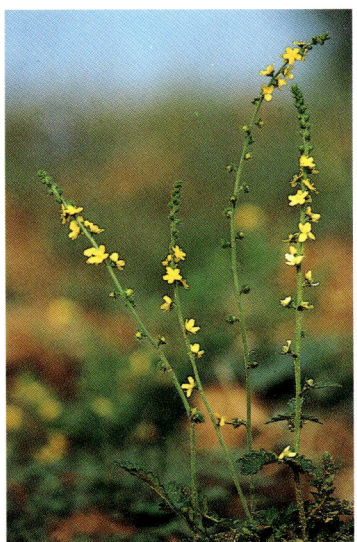
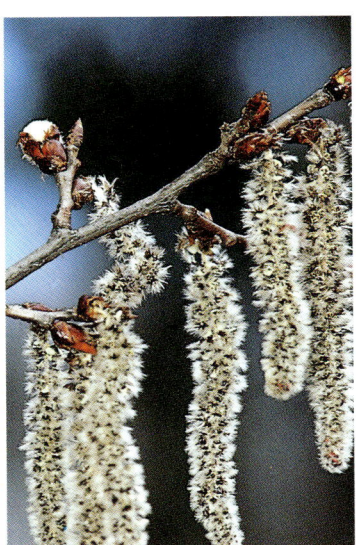

Agrimony (links) löst innere Erstarrungen und unterstützt unsere Konfliktbereitschaft. Aspen (rechts) lindert Ängste und quälende Gedanken.

Die persönliche Hausapotheke

Ausgewählte Bach-Blüten immer griffbereit

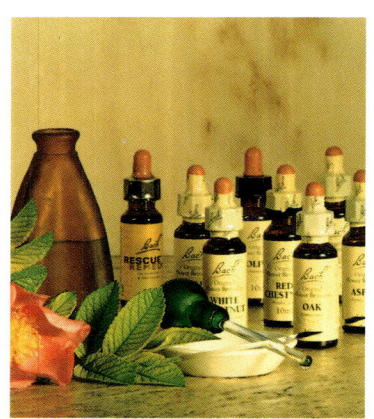

Die Hausapotheke sollte die wichtigsten Blütenessenzen sowie die Rescuetropfen enthalten.

Natürlich können Sie das ganze Bach-Blütenset zu Hause griffbereit halten – es besteht aus 38 Blütenessenzen und den Rescue-Tropfen. Vor allem, wenn Sie erst Erfahrungen mit dieser Behandlungsmethode sammeln wollen, wird es sich für Sie kaum rentieren, sich alle Blüten zu kaufen, wenn Sie nicht den Überblick verlieren wollen. Hier lohnt es sich, sich zunächst auf einige ausgewählte Essenzen zu beschränken.

Vorratsflaschen

Zu empfehlen ist, in Ihrer Hausapotheke von jeder vorgeschlagenen Blüte die sogenannte Vorratsflasche = Stockbottle (= 10 Milliliter) aufzubewahren. Aus diesen Vorratsflaschen können Sie dann Mischungen herstellen, wie es auf Seite 29 beschrieben wird.

Spezielle Blüten für jeden Typ

Außer den im Kasten erwähnten Blüten sollten Sie in Ihre Hausapotheke ein oder zwei Blüten für jedes Familienmitglied aufnehmen, die Ihnen sehr charakteristisch erscheinen. Wenn Sie z. B. ein Centaury-Typ sind, d.h., wenn Sie sich schlecht abgrenzen und nein sagen können, werden Sie

Wenn Sie sich Schritt für Schritt wieder näher kommen und lernen, sich selbst und Ihre Kräfte optimal einzuschätzen, sind Sie den vielfältigen Anforderungen des Lebens jederzeit gewachsen. Ihre individuelle Bach-Blütenkombination kann Sie dabei stabilisierend begleiten.

Schnelle Hilfe

immer wieder in Überforderungssituationen kommen, in denen Ihr Körper mit Krankheit, oder zumindest mit Schwächegefühlen, reagiert.

Da ein solches Verhalten aus einer Schattenseite Ihres Wesens, nämlich der Schwäche des eigenen Willens kommt, werden Sie, auch wenn Sie sich des Problems bewusst sind, immer wieder einmal in Ihr altes Muster zurückfallen. Deshalb ist es ratsam, eine entsprechende Blütenessenz griffbereit zu haben.

Für alle Fälle Notfalltropfen

Rescue-Remedy (Notfalltropfen) sind eine Mischung aus den Blüten Clematis, Impatiens, Cherry Plum, Rock Rose und Star of Bethlehem. Sie gehören ebenfalls in jede Bach-Blütenapotheke.

Die Notfalltropfen sollten immer nur kurzfristig, d. h., bis höchstens zwei Wochen, eingenommen werden, bevor Sie zu einer persönlichen Mischung übergehen. Bei der Behandlung können Sie zwei Tropfen direkt aus der Vorratsflasche auf die Zunge träufeln, oder vier Tropfen in ein Glas Wasser

Schon alleine die Möglichkeit, in schwierigen Situationen jederzeit seelische Energie mobilisieren zu können, nimmt Unsicherheit und gibt Vertrauen: Notfalltropfen sollten in keiner Tasche fehlen.

Diese Blüten gehören in die Hausapotheke

Folgende Blütenessenzen, deren genaue Beschreibung Sie in den nächsten beiden Kapiteln finden, sollten in der Hausapotheke enthalten sein:

- Aspen · Zitterpappel
- Larch · Lärche
- Mimulus · Gefleckte Gauklerblume
- Olive · Olive
- Star of Bethlehem · Doldiger Milchstern
- Walnut · Walnuss
- Rock Rose · Sonnenröschen

Die persönliche Hausapotheke

Mit den anderen Bach-Blüten in Ihrer Hausapotheke verfahren Sie ähnlich – d.h., wenn es sich nur um einen akuten, vorübergehenden Zustand handelt, benutzen Sie die Glas-Wasser-Methode, oder Sie träufeln die Tropfen aus der Vorratsflasche direkt auf die Zunge. Für mehrere Tage oder gar Wochen stellen Sie bitte eine Mischung her.

geben und schluckweise trinken. Das können Sie mehrere Tage wiederholen. Ansonsten ist es ratsam, eine Notfalltropfenmischung herzustellen. Dafür geben Sie fünf Tropfen in ein 30-Milliliter-Fläschchen, das zu drei Vierteln mit Wasser und zu einem Viertel mit Alkohol oder Obstessig gefüllt ist. In akuten Notfällen nehmen Sie bis zu viertelstündlich zehn Tropfen.

Notfallsalbe für äußere Verletzungen

Sie enthält zusätzlich die Blüte Crab Apple und ist auf einer neutralen Salbengrundlage ohne tierische Fette mit pflanzlichen Ölen und Honig aufgebaut. Sie ist zu empfehlen bei äußeren Verletzungen, Stichen, kleineren Brand- und Stichwunden, Hautreizungen und zur Nachbehandlung von Narben jeder Art. Sie kann auch auf schmerzende Körperstellen aufgetragen werden (z. B. bei Zahnschmerzen äußerlich einreiben).

Beech (links) fördert Einfühlungsvermögen und Toleranz. Centaury (rechts) führt zur Entdeckung und Entfaltung der eigenen Persönlichkeit.

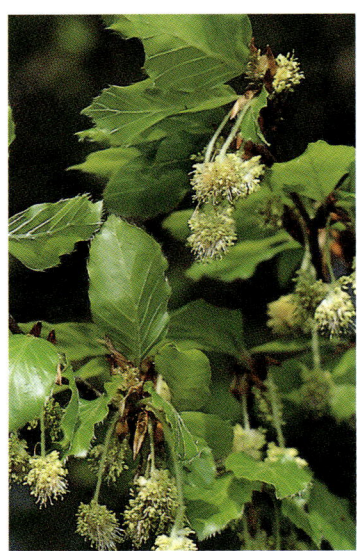 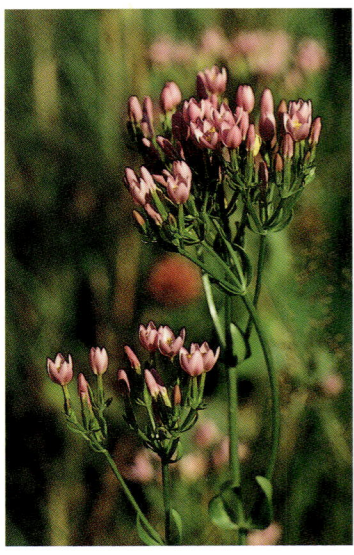

Krisen und Entwicklungen

Leben im Wandel

Menschliches Leben ist körperlich, seelisch und geistig dauernden Wandlungsprozessen unterworfen. Jede Phase hat Ihre beglückenden Erfahrungen, aber auch ihre speziellen Probleme und Herausforderungen. Mit Hilfe der Bach-Blüten können wir diese Wachstumsprozesse begleiten und die besonders schwierigen Übergangsphasen erleichtern. Die Entwicklung zur reifen Persönlichkeit, die »den Weg ihrer Seele« geht, war Bachs besonderes Anliegen.

Nachfolgend finden Sie Beschreibungen von Lebenssituationen bzw. den damit einhergehenden Beschwerden, in denen die Bach-Blüten besonders hilfreich sind. Neben der Blüte aus Ihrer Hausapotheke (wie sie oben beschrieben wurde) sind in Klammern Blüten angegeben, die außerdem infrage kommen.

Kindheit

Gerade Kinder sprechen besonders gut auf die Behandlung mit Bach-Blüten an – vielleicht auch deswegen, weil Kinder seelische Befindlichkeitsstörungen unmittelbarer ausleben als Erwachsene. Natürlich sollten Sie nicht sofort zur Arznei greifen, wenn Ihr Kind sich nicht so verhält, wie Sie es sich vorstellen, oder wenn Sie etwas am Verhalten Ihres Kindes stört. Aber meistens leiden Kinder selbst unter ihren Zornausbrüchen oder Ängsten. Bei der Behandlung vor allem bei kleineren Kindern, die sich noch nicht präzise artikulieren können, sind Ihre gute Beobachtungsgabe und Intuition gefragt.

- *Albträume:* Rescue, Aspen, Mimulus, Rock Rose (Cherry Plum)

- *Ängste:* Rescue, Star of Bethlehem, Mimulus, Rock Rose, Larch

Jede Lebensphase stellt uns vor besondere Aufgaben: Bach-Blüten können uns durch ihre vielfältigen Anwendungsmöglichkeiten in den Wechselfällen des Lebens große Dienste erweisen.

- *Starke Unruhe (bedingt z. B. durch körperliche Veränderungen wie Zahnen, Kinderkrankheiten etc.):* Rescue, Olive (Crab Apple, Vine, Cherry Plum)

- *Wutausbrüche:* Rescue, Rock Rose (Cherry Plum)

Begleitende Empfehlungen

Sie sollten darauf achten, dass Ihre Kinder nicht zu vielen äußeren Reizen ausgesetzt sind (Fernsehen, Computer). Bei Neigung zu Hyperaktivität ist es außerdem besonders wichtig, auf die Ernährung zu achten, d.h. Zucker in allen Formen zu meiden. Manche reagieren auch empfindlich auf Kuhmilchprodukte. Eine homöopathische Behandlung kann ebenfalls gute Dienste tun.

Pubertät

Da sich heranwachsende Jugendliche oft sehr zurückziehen und nicht über ihr Seelenleben sprechen, muss man sich auch hier eher auf seine Beobachtungsgabe und Intuition verlassen, als dass man klare Angaben der Patienten bekommt. In dieser Phase des Lebens geht es besonders um die Entwicklung des eigenen Selbstwertgefühls, der eigenen Identität.

In der Pubertät entwickelt der Jugendliche ein Bild von seiner Persönlichkeit. Selbstbild, Rollenzuweisungen und Idealvorstellungen schaffen ein Spannungsfeld, das die Innenwelt in Aufruhr versetzt – die Anwendung von Larch hilft beim Abbau seelischer Spannungen.

- *Ablehnung:* Larch (Beech, Willow, Holly)

- *Isolationsgefühle:* Larch (Heather, Clematis)

- *Konzentrationsstörungen:* Olive (Clematis, White Chestnut)

- *Orientierungslosigkeit:* Walnut (Scleranthus, Wild Oat)

- *Starke seelische Spannungen:* Rescue, Aspen, Rock Rose, Larch

Wichtige Einschnitte

Schwangerschaft und Geburt

Kleinere seelische und körperliche Unpässlichkeiten sind im Verlauf einer Schwangerschaft normal. Aber gerade während der Schwangerschaft ist eine Frau oft größeren Stimmungsschwankungen unterworfen, und es fällt ihr schwer, vor allem die damit verbundenen negativen Gefühle anzunehmen.

- *Ängste, z. B. vor der Geburt, um die Gesundheit des Kindes usw.:* Mimulus

- *Ängste, die nicht benannt werden und sich bis zur Panik steigern können:* Rescue, Aspen, Rock Rose, Larch

- *Erschöpfungszustände:* Olive

- *Vor, während und nach der Geburt:* Rescue, Mimulus, Walnut, Olive, Star of Bethlehem (Elm)

Bei Neugeborenen hat es sich bewährt, eventuell zwei bis drei Tropfen Star of Bethlehem in die Ellbogenbeuge oder um den Nabel herum einzureiben.

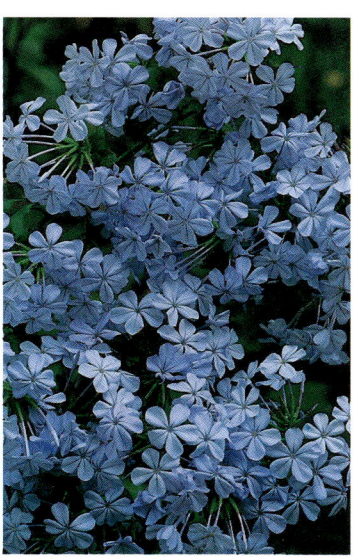
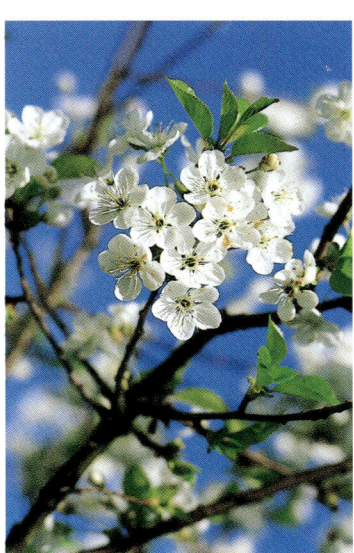

Cerato (links) stärkt das Vertrauen in die eigenen Intuitionen und Fähigkeiten. Cherry Plum (rechts) öffnet den angstfreien Zugang zu allen Gefühlsbereichen und unterstützt Spontaneität.

Begleitende Empfehlungen

Während der Schwangerschaft sollten Sie besonders auf innere und äußere Harmonie achten; z. B. viel entspannende und harmonisierende Musik hören (der erste Sinn, der beim Embryo ausgebildet wird, ist der Hörsinn). Hilfreich sind Atem- und Entspannungsübungen. Auf gesunde Ernährung mit viel Frischkost achten!

Lavendelbäder

100 Gramm Lavendelblüten in 1 Liter Wasser kochen, abseien und ins Badewasser schütten, bei ca. 39 °C Badezeit von 15 Minuten nicht überschreiten.

Johanniskrauttee

2 Teelöffel Johanniskraut mit ¼ Liter Wasser übergießen, einige Minuten aufkochen lassen, dann abseien. Es empfiehlt sich davon täglich 2 bis 3 Tassen zu trinken.

Wechseljahre

Die Krise der Lebensmitte führt bei vielen Menschen in den Jahren zwischen 45 und 60 zu starken Gemütsschwankungen, die dann wieder auf den ohnehin labilen Hormonhaushalt wirken. In diesen Jahren geht es besonders darum, sich mit sich selbst auseinanderzusetzen und sich neu zu orientieren.

- *Ängste:* Aspen, Mimulus

- *Depressive Verstimmung:* Rescue, Olive, Larch (Mustard, Wild Rose, Sweet Chestnut, Gentian)

- *Erschöpfungszustände:* Olive (Oak, Hornbeam)

- *Inneres Gleichgewicht:* Olive, Walnut, Larch (Scleranthus)

Gedanken haben die Neigung, sich zu verwirklichen! Stärken Sie sich also durch positive, aufbauende Gedanken.

Begleitende Empfehlungen

Atem- und Entspannungsübungen, Yoga und Aromatherapie haben sich zur Stabilisierung bewährt. Speziell für Frauen gilt: In der zweiten Zyklushälfte sollten schwarzer Tee, Kaffee, Süßigkeiten, Alkohol, scharf gewürzte und fette Speisen gemieden, dafür viel Wasser und Kräutertee (Melisse, Pfefferminze, Schafgarbe, Frauenmantel) getrunken werden.

Heublumensackauflage

Heublumensack (in der Apotheke zu beziehen) mit kochendem Wasser übergießen und 15 Minuten lang ziehen lassen, gut abseihen, in ein Tuch einschlagen und so heiß, wie er vertragen wird, auf den Bauch legen, mit einem Wolltuch umwickeln und liegen lassen, solange er warm ist. Johanniskrautöl um den Solarplexus, d. h. um den Nabel herum, einreiben.

Alter

Wir verwenden in der Regel sehr viel Zeit und Energie darauf, den Alterungsprozess so weit wie möglich hinauszuschieben. Dennoch muss sich jeder mit den abnehmenden Lebenskräften und Körperfunktionen abfinden. Aber gerade aus Verlusterfahrungen und aus der Reduzierung der äußeren Erlebniswelt kann eine neue Zufriedenheit mit den kleinen, und doch so wichtigen Dingen des Lebens erwachsen.

- *Angst:* Aspen, Mimulus, Rock Rose, Star of Bethlehem

- *Loslassen fällt schwer:* Star of Bethlehem, Aspen, Mimulus

- *Schwächegefühl:* Rescue, Olive

- *Verzweiflung in schwerer Krankheit:* Star of Bethlehem, Rescue (Sweet Chestnut)

Weißdorntee
2 Teelöffel Weißdorn (aus der Apotheke) mit 1 Tasse heißem Wasser überbrühen, 10 Minuten ziehen lassen und abseihen, eventuell mit Sanddornsaft süßen; kurmäßig über einen Zeitraum von 6 Wochen täglich 2 Tassen trinken.

Die persönliche Hausapotheke

Beruf, Partnerschaft, Kindererziehung, der Wunsch nach Selbstverwirklichung – wer kennt sie nicht, die Stresssymptome, die sich durch die Vielzahl der alltäglichen Anforderungen einstellen? Entspannen und stärken Sie sich mit Hilfe von Bach-Blütenkombinationen, die auf Ihre aktuellen Bedürfnisse abgestimmt sind.

Begleitende Empfehlungen

Viel Musik hören (Musik entspannt und entkrampft), regelmäßige Körper- und Atemübungen, Kneippanwendungen. Hilfreich sind Ginseng-, Knoblauch- und Gingkopräparate.

Krisen im Alltag

Der tägliche Frust

Die Bewältigung des Alltags wird in unserer hektischen Zeit durch steigende Anforderungen, Reizüberflutung und größer werdende Verunsicherung in allen Lebensbereichen immer schwieriger. Der natürliche Rhythmus zwischen Anspannung und Entspannung ist mehr und mehr gestört. Der Verbrauch von Aufputsch- und Beruhigungsmitteln ist in den letzten Jahren, besonders auch bei Kindern, sprunghaft angestiegen. Die Bach-Blüten können dabei helfen, sich selbst wieder besser wahrzunehmen, und in die Harmonie zu kommen.

- *Vorübergehende Belastungssituationen:* Olive, Larch, Aspen (Elm, Hornbeam)

- *Erschöpfung:* Olive (Oak, Rock Water, Hornbeam)

- *Labilität, Suchtgefahr:* Rescue, Olive, Larch, (Clematis, Agrimony, Scleranthus, Wild Oak)

- *Partnerschaftsprobleme:* Rescue, Star of Bethlehem, Aspen, Larch (Agrimony, Centaury, Chicory, Red Chestnut, Holly)

- *Überreaktionen, wie Wutausbrüche, Panikanfälle etc.:* Rescue, Rock Rose, (Cherry Plum, Holly)

Entgiften und entspannen

- *Konzentrationsstörungen:* Olive, Clematis (White Chestnut, Hornbeam)

- *Extreme Müdigkeit:* Olive (Oak, Wild Rose, Centaury)

Begleitende Empfehlungen

Überprüfen Sie Ihre Lebensgewohnheiten, strukturieren Sie den Alltag so, dass Zeit für Erholungsphasen bleibt. Achten Sie auf regelmäßigen Schlaf und regelmäßiges Essen, schränken Sie Alkohol, Nikotin, Koffein ein, bewegen Sie sich möglichst oft in frischer Luft, überprüfen Sie Ihren Vitamin- und Mineralstoffhaushalt (eventuell Vitamin A und E, Vitamin B und C zuführen, sowie Ginseng- und Johanniskrautpräparate). Empfehlenswert sind Atem- und Entspannungsübungen, Yoga, Qi Gong, Wasseranwendungen jeder Art – vom Kneippschen Knieguss bis zum Saunabesuch. Entgiften Sie Ihren Körper, indem Sie über den Tag verteilt einen Liter heißen Wassers trinken.

Oft kann schon ein fester Tagesplan, der genügend Raum für Erholungsphasen lässt, so viel Stress abbauen, dass Belastungskrisen ausbleiben.

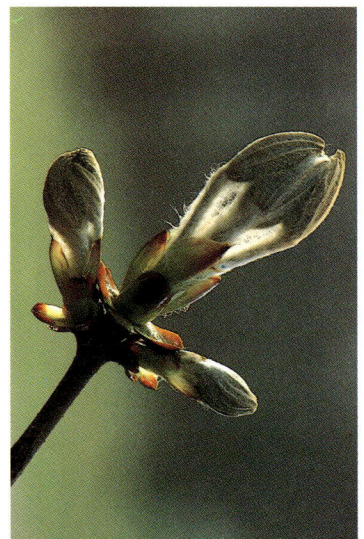
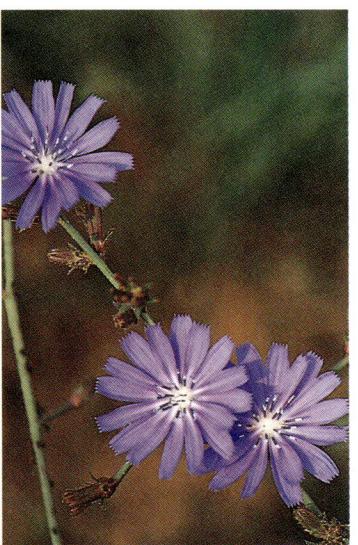

Chestnut Bud (rechts) verhilft zu wachsamer Aufmerksamkeit, und beim bewussten Verarbeiten von Erfahrungen. Chicory (links) entfaltet die unterstützende, selbstlose Liebe zu anderen.

Herausforderungen des Lebens

Neben den natürlichen Wandlungsphasen und den kleinen Krisen im alltäglichen Leben gibt es immer wieder einschneidende Ereignisse, die die Psyche besonders beanspruchen. Bewältigen wir diese nicht oder nur ungenügend, kann es zu lang anhaltenden Gemütsverstimmungen kommen, die sich schließlich in körperlichen Krankheiten ausdrücken.

- *Arbeitsplatzverlust:* Rescue, Star of Bethlehem, Aspen, Mimulus, Larch, (Wild Oak, Willow)

- *Berufswechsel:* Walnut, Larch (Honeysuckle)

- *Geburt eines Kindes:* Olive, Mimulus, Aspen (Holly, Red Chestnut)

- *Operationen (davor, während, danach):* Rescue, Aspen, Star of Bethlehem

- *Prüfungssituationen:* Rescue, Olive, Larch, (Elm, Clematis, Chestnut Bud)

- *Scheidung:* Rescue, Star of Bethlehem, Aspen, Mimulus (Honeysuckle, Holly, Willow, Crab Apple)

- *Schocksituationen jeder Art (z. B. eine schlechte Nachricht):* Rescue, Star of Bethlehem, Aspen, Mimulus, Clematis

- *Unfälle und Verletzungen:* Rescue, Star of Bethlehem, Aspen, Mimulus, Clematis, Rescue-Salbe

- *Verlust eines Menschen:* Rescue, Star of Bethlehem (Honeysuckle, Sweet Chestnut)

Die Art und Weise, wie Sie auf Herausforderungen reagieren, führt Sie zur richtigen Blüte.

Wie eine verschleppte Grippe lang anhaltende körperliche Beeinträchtigungen nach sich zieht, so kann auch ein nicht kurierter »seelischer Schnupfen« unliebsame Folgen für unsere Psyche haben. Packen Sie das Übel an der Wurzel, und greifen Sie bei akuten seelischen Krisen zu Rescue-Tropfen.

Gegen Schock und Angst

Angst – der Angriff auf die Seele

Wenn Edward Bach davon spricht, dass Krankheit heilsam ist, weil sie uns auf den Weg der Seele zurückführen kann, ist dieser feste Glaube für viele Menschen allenfalls ein Wunschtraum. Die Zeitkrankheit »Angst« greift immer mehr um sich und treibt die Menschen scharenweise dazu, verlockenden Angeboten der verschiedensten pseudoreligiösen Richtungen zu folgen. Angst kann viele Gesichter haben, und zu den vielfältigsten körperlichen und seelischen Störungen führen.

- *Angst vor Krankheit und Katastrophen, Existenz- und Zukunftsangst:* Rescue, Aspen, Mimulus, Larch, Rock Rose

- *Depressive Verstimmungen:* Aspen, Rock Rose, Walnut, Larch, (Sweet Chestnut, Wild Rose, Gentian)

- *Gefühl der Isolation:* Star of Bethlehem (Sweet Chestnut, Wild Rose, Water Violet)

- *Hassgefühle:* Rescue (Cherry Plum, Holly)

- *Minderwertigkeitsgefühle:* Star of Bethlehem, Larch (Beech, Holly)

- *Selbstmordgedanken:* Rescue, Star of Bethlehem, Cherry Plum, Sweet Chestnut

Begleitende Empfehlungen

Atemtherapie und Entspannungstechniken. Das Schreiben eines Tagebuchs hilft, Probleme und Ängste fassbar zu machen und abzubauen. Bei Neigung zu Angstzuständen sollte auf Stimulanzien, wie z. B. Alkohol oder auf anregende Bücher oder Filme vor dem Einschlafen verzichtet werden.

Regelmäßige Baldrian- oder Melissenbäder helfen Ängste lindern: Baldrian oder Melisse als fertige Badezusätze, oder jeweils 100 Gramm Baldrianwurzel, oder 100 Gramm Melissenblätter überbrühen, ziehen lassen, abseihen und dem Badewasser zugeben, bei einer Temperatur von ca. 38 °C 15 Minuten Badezeit nicht überschreiten. Empfehlenswert sind Präparate, die Johanniskraut oder Kava-Kava enthalten.

Einnahme und Anwendungsdauer

Von Ihrer persönlichen Mischung (siehe nebenstehenden Kasten) nehmen Sie normalerweise vier mal vier Tropfen täglich. Ich empfehle, das Fläschchen ab und zu zu schütteln oder auch eine Weile in der Hand zu behalten.
Außerdem kann man die Tropfen aus der Vorratsflasche mit einer neutralen Salbengrundlage vermischen und z. B. bei Kleinkindern auch äußerlich auftragen.

Oft längere Behandlung nötig

Die Anwendungsdauer kann sehr unterschiedlich sein. Ein lang andauernder negativer Gemütszustand erfordert meist eine längere Behandlung als eine akute Krise.

In der Regel nimmt man eine Blütenmischung über einen Zeitraum von ca. drei Wochen, es kann aber sein, dass Sie schon nach wenigen Tagen das Gefühl haben, diese Blüte nicht mehr zu brauchen. Vor allem, wenn Sie schon seit längerer Zeit Bach-Blüten einnehmen, kann schon ein kurzer Impuls ausreichen. Wenn Sie das bei sich wahrnehmen, genügt es oft schon, zwei Tropfen der entsprechenden Blüte in einem Glas Wasser über den Tag verteilt zu trinken.

Wenn die Wirkung ausbleibt

Im positivsten Falle merken Sie schon nach wenigen Tagen eine Veränderung in Ihrer Gemütslage. Empfehlenswert sind immer kurze Tagebuchaufzeichnungen, weil weniger dramatisch spürbare Wirkungen oft im Alltagstrubel untergehen. Geduld und Vertrauen sind hier wichtige Voraussetzungen der Heilung.

Wenn Sie glauben, überhaupt keine Veränderung zu bemerken, kann das bedeuten:
- Sie haben positive Veränderungen nicht bemerkt
- Sie sind zu ungeduldig

Herstellung einer Blütenmischung

- Wenn Sie eine Blütenmischung aus den Vorratsflaschen selbst herstellen wollen, nehmen Sie ein 30-Milliliter-Glasfläschchen mit Pipette oder Tropfeinsatz (erhalten Sie in der Apotheke), füllen es zu etwa drei Vierteln mit Mineralwasser (ohne Kohlensäure) oder Quellwasser, den Rest mit hochprozentigem Alkohol oder Obstessig auf.

- Geben Sie von jeder Essenz drei Tropfen hinein. Die einzelnen Essenzen sind alle miteinander kombinierbar.

- Mischen Sie aber, vor allem wenn Sie anfangen, sich mit der Bach-Blütentherapie zu beschäftigen, nicht zu viele Blütenessenzen zusammen (empfehlenswert sind drei, maximal sieben Blüten).

- Wenn Sie eine Blütenmischung nur für einen oder mehrere Tage herstellen wollen, können Sie zwei Tropfen aus der Vorratsflasche in ein Wasserglas geben und diese Mischung über den Tag verteilt trinken.

- Es ist generell nicht die richtige Mischung für Sie
- Die Mischung ist zum jetzigen Zeitpunkt nicht richtig, weil ein anderer negativer Gemütszustand im Vordergrund steht (holen Sie sich in solchen Fällen Rat bei einem erfahrenen Bach-Blütentherapeuten, oder bei jemandem, der Erfahrung mit den Blüten hat)
- Es liegt eine tief sitzende Blockade vor. Nehmen Sie zwei bis drei Tage Rescue-Remedy oder Star of Bethlehem

Heilsame Krisen

Wenn bei der Einnahme der Bach-Blüten Krisen auftreten, heißt das nur, dass Blockaden und Widerstände deutlicher ins Bewusstsein treten. Dieser Vorgang ist völlig normal und nicht als negative Reaktion zu werten.

Benutzen Sie zur Aufbewahrung Ihrer Vorratstropfen dunkel eingefärbte Glasfläschchen: So sind Ihre Blütenessenzen vor Einwirkung des Tageslichts geschützt.

Sie können Vorratsflaschen wie Mischungen in jeder Apotheke beziehen oder sie direkt aus England mitbringen, wo sie inzwischen in jedem Drugstore, in Naturkostläden und in größeren Kaufhäusern zu erhalten sind.

Wenn eine solche Reaktion sehr heftig erfolgt, nehmen Sie entweder ein bis zwei Tage die Notfalltropfen oder die Blüte Star of Bethlehem, oder setzen Sie Ihre Mischung einfach ein paar Tage ab, um sich mit den aufgetretenen Widerständen oder negativen Gefühlen auseinanderzusetzen. Möglicherweise war diese Blütenmischung im Moment zu tief gehend, und Sie sollten erst andere negative Gemütszustände angehen, die im Vordergrund stehen, und somit leichter zugänglich sind.

Aufbewahrung und Haltbarkeit

Sie sollten die Blüten nicht unbedingt in direkter Nähe von elektrischen Geräten aufbewahren. Schützen Sie Vorratsflaschen und fertige Mischungen vor Hitzeeinwirkung und direktem Sonnenlicht.

Das Haltbarkeitsdatum ist auf den Vorratsflaschen angegeben; es beträgt in der Regel einige Jahre.

Behandlung von Haustieren und Pflanzen

Gefühl statt Sprache

Gerade die Behandlung von Haustieren zeigt sehr gute Erfolge, da Tiere sehr stark von Gefühlen beeinflusst werden. Es gäbe viele Beispiele über erfolgreiche Behandlungen von Katzen, Hunden, Pferden, ja sogar Igeln und Goldfischen zu berichten. Da uns hier die Sprache als Verständigungsmittel fehlt, ist es notwendig, die Tiere genau zu beobachten und sich darüber hinaus auf das eigene Gefühl und die eigene Intuition zu verlassen.

Hilfe für Haustiere und Zimmerpflanzen

Verantwortung für Mitgeschöpfe

Vielleicht wird uns dadurch auch noch mehr die Verantwortung bewusst, die wir für unsere Mitgeschöpfe haben. Zunächst kommen für Tiere meistens die Notfalltropfen infrage, vor allem dann, wenn Sie nicht sicher sind, um welche seelische Störung es sich handelt. Denken Sie vor allem an die Notfalltropfen nach Operationen, Unfällen oder anderen Schocksituationen. Hier kann auch über mehrere Tage oder Wochen die Verabreichung der Blüte Star of Bethlehem hilfreich sein. Genau wie beim Menschen gibt es auch beim Tier Verhaltensmuster, die auf Gefühle wie Eifersucht oder auf übermäßigen Besitzanspruch schließen lassen.

Auch bei Pflanzen wirksam

Genauso wie Tiere können Sie auch Ihre Pflanzen mit den Bach-Blüten behandeln. Sollten Ihre Pflanzen bestimmten Stresssituationen, z. B. Umzug, Umtopfen oder Vernachlässigung nicht »gewachsen« sein, dann geben Sie zwei bis drei Tropfen Rescue oder Star of Bethlehem in das Gießwasser. Ihre Pflanzen werden es Ihnen danken.

> Genauso wie bei Kindern, lässt sich auch bei Haustieren die heilsame Wirkung von Bach-Blüten beobachten. Dies bedeutet, dass die Energien der Blüten unbewusste Gemütsverfassungen positiv beeinflussen können.

So behandeln Sie Haustiere

Erstellen Sie für Ihr Tier eine Mischung, ohne Zugabe von Alkohol, und geben Sie zwei- bis dreimal täglich einige Tropfen ins Trinkwasser oder ins Futter.
Bei Großtieren, wie z. B. bei Pferden, erhöhen Sie bis auf zwei- bis dreimal 10 bis 15 Tropfen. In Notfällen können Sie dem Tier zwei bis drei Tropfen des passenden Mittels aus der Vorratsflasche einflößen.
In anderen Fällen hat es sich auch bewährt, dem Tier zwei oder drei Tropfen Rescue direkt zu geben.

Sieben Persönlichkeitstypen

Sieben Blütengruppen – sieben Krankheitsbilder

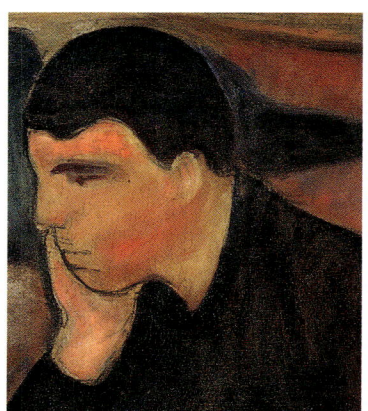

Melancholie kann seine Wurzeln in einem der Bach'schen Gemütsgruppenzustände haben.

Edward Bach hat die von ihm entdeckten 38 Blüten in sieben Untergruppen aufgeteilt und diesen Untergruppen jeweils eine Form von Befindlichkeitsstörungen zugeordnet. So ist es für den Patienten leichter möglich, die für ihn geeignete Blüte zu finden. Nachfolgend werden die Blüten der einzelnen Gruppen näher beschrieben, vor allem bezüglich der Eigenschaften, hinsichtlich derer sie sich voneinander unterscheiden.

Sieben negative Gemütszustände

1. Angst
2. Unsicherheit
3. Ungenügendes Interesse an der Gegenwart
4. Einsamkeit
5. Überempfindlichkeit gegenüber fremden Einflüssen
6. Mutlosigkeit, Verzweiflung
7. Übergroßes Besorgtsein um das Wohl anderer

Wenn das Dickicht unserer unterschiedlichen Seelenzustände – besonders in Krisenzeiten – auch undurchschaubar wirken mag: Die Zuordnung unserer Befindlichkeiten zu den Problemgruppen nach Bach leistet beste Dienste bei dem Bemühen um innere Orientierung.

Wenn Sie Ihre Stimmung, Ihren negativen Gemütszustand, Ihre seelische Verfassung unter einem dieser Schlagworte finden, schauen Sie sich die Blüten in dieser Gruppe genauer an. Eine detailliertere Beschreibung sämtlicher Blüten finden

Sie am Ende des Buches in Kapitel »Heilen mit Bach-Blüten«; dort sind alle Pflanzen in alphabetischer Reihenfolge aufgelistet.

Für jene, die Angst haben

Eigentlich ist die Angst lebensnotwendig für uns, sie warnt uns vor Gefahren und hilft uns, in solchen Fällen das Richtige zu tun. So hat sie in Jahrmillionen zum Überleben aller Tiergattungen (und auch des Menschen) beigetragen, indem sie im richtigen Moment Flucht- oder Angriffsreaktionen auslöste. Doch heute nimmt die Angst bei vielen Menschen einen zu großen Raum ein, bestimmt das Leben, und behindert das Wachstum. Ein Sonderfall ist die Angst vor Krankheit: Nach Ansicht Edward Bachs ist sie oft die Ursache für die Erkrankung selbst.
Die einzelnen nachfolgenden Blüten sind für die verschiedenen Formen von Angst und Panik, die entweder als akute Zustände auftreten können oder latent im Menschen vorhanden sind.

Rock Rose · Gemeines Sonnenröschen

Rock Rose ist ein Heilmittel für Notfälle, bei Unfällen oder plötzlicher Erkrankung, in denen es scheinbar keine Hoffnung mehr gibt. Diese Angst äußert sich als Panikgefühl, als hysterische Reaktion oder generell in Überreaktionen.

Mimulus · Gefleckte Gauklerblume

Bei Furcht vor konkreten Dingen, wie Krankheit, Schmerz, Unfällen, Armut, Dunkelheit, Alleinsein etc., hat sich Mimulus bewährt. Diese Blüte ist also geeignet für die alltäglichen Ängste, die in unserem Inneren oft einen übergroßen Raum einnehmen, auch wenn sie nicht immer geäußert werden.

Angst als Ausdruck des Überlebenstriebes kann eine wichtige Funktion in unserem Dasein übernehmen. Sollte sie sich jedoch verselbstständigen und eine negative Eigendynamik entwickeln, übt Aspen eine beruhigende Wirkung auf unser Gemüt aus.

Sieben Persönlichkeitstypen

Cherry Plum · Kirschpflaume

Die Kirschpflaume ist eine Blüte gegen starke innere Anspannungen, die oft mit heftigsten Terrorgefühlen bis hin zu der Angst, verrückt zu werden, anderen etwas anzutun oder sich selbst das Leben zu nehmen, einhergehen.

Aspen · Espe

Bei dieser Blüte geht es um unklare starke Ängste oder vage Vorahnungen eines drohenden Unheils, die sehr tief sitzen. Über solche Ängste wird kaum gesprochen, oft äußern sie sich in nächtlichen Alpträumen.

Ob konkrete bedrohliche Situationen oder vage innere Ängste: Bach-Blüten leisten gute therapeutische Dienste. Sie können jedoch in komplizierteren Fällen keinen Arzt und auch keinen Psychoanalytiker ersetzen!

Red Chestnut · Rote Kastanie

Diese Blüte betrifft die Angst um andere und besonders die Angst, dass einem geliebten Menschen etwas Schlimmes zustößt. Die Angst um andere kann in immer neuen vielfältigen Erscheinungsformen auftreten und verhindert, dass man sich selbst wahrnimmt.

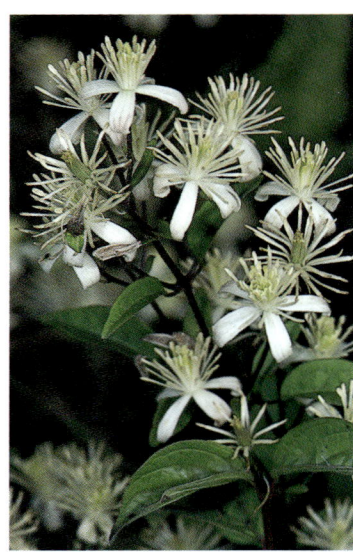 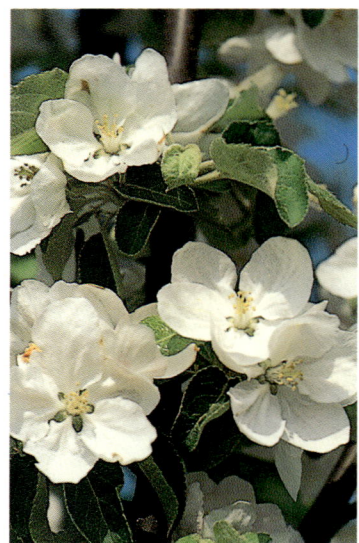

Clematis (links) schafft Ordnung im Inneren – und damit auch im Äußeren. Crab Apple (rechts) ermöglicht eine entspanntere Einstellung zu einer nicht immer perfekten Außenwelt.

Für jene, die an Unsicherheit leiden

Ständige Unsicherheit und Unentschlossenheit können eine Quelle für Krankheiten sein. Da alle Vorgänge in unserem Körper abhängig von Harmonie und Ordnung sind, bringen Zweifel und Unsicherheit Disharmonie und damit Störungen mit sich.

Cerato · Bleiwurz
Hier geht es um den Zweifel an den eigenen Fähigkeiten und eigenen Entscheidungen. Anstatt selbst eine Entscheidung zu treffen, fragt man ständig andere um Rat, und macht sich von deren Urteil abhängig.

Scleranthus · Einjähriger Knäuel
Bei Scleranthus ist eine tief sitzende Entscheidungsschwäche charakteristisch. Man kann sich nie spontan entscheiden. Von zwei Möglichkeiten erscheinen beide gleich wichtig, und keine möchte losgelassen werden, was meistens zu einer starken inneren Zerrissenheit führt.

Gentian · Bitterer Enzian
Hier äußert sich der Zweifel vor allem als Skepsis oder als negative Erwartungshaltung. Schon der kleinste Widerstand oder die kleinste Verzögerung bestätigen dann als »selbsterfüllende Prophezeiungen« diese Haltung.

Gorse · Stechginster
Hier nimmt die Unsicherheit bereits die Form der Hoffnungslosigkeit an. Auch wenn man anderen signalisiert, dass man Hilfe sucht, ist man innerlich zutiefst überzeugt, dass einem ja doch niemand helfen kann.

Sich selber im Wege stehen und dadurch seelische Selbstheilungskräfte blockieren – wer kennt dies nicht von sich selbst oder von anderen? Bach-Blüten bringen gestaute seelische Energien wieder zum Fließen und geben uns damit unseren wichtigsten Lebenshelfer zurück: das Vertrauen in unsere eigene Kraft.

Hornbeam · Hainbuche

Bei dieser Blüte geht es um den Zweifel daran, genügend seelische oder körperliche Kraft zu besitzen, dieses Leben zu bewältigen. Oft fühlt man sich schon der kleinsten Aufgabe nicht mehr gewachsen, und durch diese geistige Erschöpfung kommt es zum Verlust jeder Lebendigkeit.

Wild Oat · Waldtrespe

Kennzeichnend für die Waldtrespe ist die Unzufriedenheit, weil man seine Lebensaufgabe nicht findet, obwohl der Wille dazu und der Ehrgeiz groß sind. Dahinter steckt jedoch eine tief sitzende Unsicherheit über die eigenen Fähigkeiten und Begabungen.

Für jene, die nicht genügend Interesse an der Gegenwart haben

Das Leben wie durch eine dicke Glasscheibe beobachten und teilnahmslos an sich vorbeiziehen lassen – nichts isoliert mehr, als diese Art von innerer Stagnation. Mit Hilfe von Bach-Blüten können wir lernen, wieder präsent zu werden und die Gegenwart unmittelbar mitzugestalten.

Die negativen Gemütssymptome, die unter dieser Gruppe zusammengefasst sind, sind oft Ursache für Depressionen, und auch für körperliche Erkrankungen. Mangelndes Interesse an der Gegenwart beraubt den Menschen seiner Fähigkeit, selbstbestimmt zu leben und zu handeln.
Es ist notwendig, dass wir uns aus diesen lähmenden Situationen lösen, in denen wir keinerlei Selbstverantwortung mehr übernehmen können und wollen. Es geht hier darum, sich immer wieder aufzurichten und neu zu beginnen, die Lethargie und Passivität zu überwinden.

Clematis · Gemeine Waldrebe

Clematis ist besonders wirksam bei Menschen, die mehr in der Hoffnung auf glücklichere Zeiten und in ihrer Traumwelt leben, als in der Realität. Das wenige Interesse an der

Gegenwart kann sich auch als Langeweile oder Gefühl von Melancholie äußern.

Honeysuckle · Geißblatt

Hier geht es um das Verweilen in der Vergangenheit. Menschen mit einer Affinität zu dieser Blüte hängen Erinnerungen oder alten Wunschträumen nach und erkennen nicht die Chancen im gegenwärtigen Leben.

Wild Rose · Heckenrose

Das ungenügende Interesse am Leben wird hier zum Phlegma, zur Trägheit oder zur Teilnahmslosigkeit. Da zu wenig Interesse am Leben besteht, können auch seine positiven Perspektiven zu wenig erkannt werden.

Olive · Ölbaum

Wenn das ungenügende Interesse an der Gegenwartssituation seine Ursache in der totalen körperlichen und seelischen Erschöpfung hat, ist Olive angezeigt. Die Energiereserven sind bei solchen Menschen durch extreme Anstrengungen oder belastende Lebenssituationen aufgebraucht.

Wild Chestnut · Weiße Kastanie

Wenn nichts unsere Aufmerksamkeit wirklich fesselt, sind dem unerwünschten Gedankenzudrang oft Tür und Tor geöffnet. Es gibt keine Ordnung mehr, und man kann sich nur schwer aus diesem Gedankenkarussell befreien.

Mustard · Ackersenf

Wie eine kalte dunkle Wolke überschatten schwermütige Gefühle den Menschen, ohne dass es einen äußeren Grund dafür gibt. Auch bei dieser Blüte geht es um eine innere Lähmung, die periodisch wiederkehrt, und in der jede innere Stabilität verloren geht.

> *Ein besonderer Stressfaktor unserer Zeit ist die Reizüberflutung. Ohne die Fähigkeit zur Konzentration auf ausgewählte Bereiche des Lebens wäre das gedankliche Chaos vorprogrammiert. Die zentrierende Wirkung von White Chestnut leistet uns gerade heutzutage gute Dienste.*

Chestnut Bud · Kastanienknospe

Aufgrund mangelnder innerer Anwesenheit macht man immer wieder die gleichen Fehler, weil man die Lernaufgabe nicht wirklich versteht. Wenn man innerlich nicht bei der Sache ist, neigt man zu Vergesslichkeit, und muss vor allem oftmals Unangenehmes erleben, weil man nicht auf entsprechende Situationen eingestellt ist.

Für jene, die einsam sind

Glaubt man den Erkenntnissen der modernen Psychoneuroimmunologie, so sind Gefühle tiefster Einsamkeit mit auslösend für schwerste Erkrankungen. Edward Bach hat die Blüten danach unterteilt, was diese Einsamkeit im Menschen verursacht.

Water Violet · Sumpfwasserfeder

Menschen, für die diese Blüte geeignet ist, scheinen meistens sehr unabhängig, fast unbeeinflusst von der Meinung anderer, sehr selbstsicher. Sie wollen anderen niemals zur Last fallen. Diese Zurückhaltung wirkt auf den ersten Blick sehr angenehm und sozial verträglich, sie kann aber zeitweise oder dauernd zu Isolation und mangelnder Fähigkeit zum Kontakt mit anderen führen.

Impatiens · Drüsentragendes Springkraut

Charakteristisch für Menschen, die diese Blüte brauchen können, sind die Ungeduld, das schnelle Denken und Handeln und die mangelnde Fähigkeit, zu akzeptieren, dass jeder Mensch sein eigenes Tempo hat. Daraus resultiert, dass man lieber alleine und damit in seinem eigenen Tempo und Rhythmus bleibt. Auch hier entsteht auf Dauer die Isolation von anderen Menschen.

Nur wer Zugang zu den eigenen Gefühlen und Gedanken hat, kann sich authentisch vermitteln, und so Beziehungen zu anderen herstellen. Trennende Missverständnisse und bedrückende Einsamkeit können in vielen Fällen durch die gezielte Anwendung von Bach-Blüten vermieden werden.

Heather · Heidekraut

Diesen Menschen fällt es besonders schwer alleine zu sein, weil sie immer einen Ansprechpartner brauchen, um Gefühle von Einsamkeit und Ungeliebtsein nicht erfahren zu müssen. Obwohl sie oft viel über sich sprechen, haben sie das Gefühl, nicht gehört zu werden und zu kurz zu kommen.

Für jene, die überempfindlich gegenüber fremden Einflüssen sind

Diese Gruppe betrifft eine zentrale Idee von Edward Bach, nämlich, »dass wir es keinem Menschen erlauben dürfen uns zu beeinflussen bzw. in unser Leben einzugreifen«. Bach sieht darin eine der Hauptursachen für Krankheit.

Agrimony · Odermennig

Aus Angst vor Kritik oder vor Konflikten geben sich Menschen, die diese Blüte brauchen, nach außen hin fröhlich und unterhaltend und lassen niemanden hinter die Fassade blicken, die innere Spannung verbirgt.

Centaury · Tausendgüldenkraut

Auch hier herrscht die Bereitschaft vor, sich aus Schwäche des eigenen Willens von anderen beeinflussen zu lassen und das eigene Lebensziel zu vernachlässigen. Diese Menschen zeigen sich bereitwillig, freundlich und oft überängstlich.

Walnut · Walnuss

Hier handelt es sich meist um einen vorübergehenden Zustand, um das Steckenbleiben in einer Krise, um die mangelnde Durchhaltefähigkeit. Obwohl man den richtigen Weg kennt, lässt man sich von anderen verunsichern.

> »Wachs in den Händen anderer« sind manche Personen, deren Selbstwertgefühl zu wenig ausgeprägt ist. Aufgestaute Aggressionen durch andauernde Fremdbestimmung kann sich dann bisweilen explosiv entladen.

> Zu einer ganzheitlichen Sicht gehört die Fähigkeit, eigene Schwächen wie auch Stärken wahrzunehmen. Mutlosigkeit ist das Resultat einer einseitig negativen Selbstwahrnehmung. Pine-Blüten erweitern die persönliche Sichtweise und eröffnen so den Zugang zum eigenen Kraftpotenzial.

Holly · Stechpalme

Wenn wir an Gefühlen wie Eifersucht und Neid leiden, liegt das oft daran, dass wir unsere eigenen Fähigkeiten nur ungenügend schätzen und uns das Auftreten und Können anderer Menschen als übermäßig groß erscheinen. Wir lassen dann zu, dass solche Menschen zu sehr übergreifen, was in uns Ohnmachts-, Neid- und Eifersuchtsgefühle auslöst.

Für jene, die mutlos und verzweifelt sind

Der Mut wird in allen Weisheitslehren dieser Welt als eine wichtige Voraussetzung für menschliche Entwicklung angesehen. Die Mutlosigkeit kann verschiedene Wurzeln haben, wie sie in den nachfolgenden Blütenbeschreibungen erkennbar sind.

Larch · Lärche

Charakteristisch für diese Blüte ist der Glaube an die eigene Unfähigkeit bzw. daran, dass sich keine Anstrengung lohnt, weil man ohnehin nie Erfolg haben wird. Diesen Menschen sind ihre Größe und ihr Potential nicht bewusst.

Pine · Kiefer

Menschen, die unter ständigen Selbstvorwürfen leiden, die oft das Gefühl haben, sie hätten es noch besser machen können, ziehen Schuldvorwürfe anderer Menschen regelrecht an oder übernehmen gar freiwillig die Schuld anderer.

Elm · Ulme

Hier geht es mehr um einen vorübergehenden Zustand. Elm ist heilsam für Menschen, die ihren eigenen Weg gehen, sich aber in bestimmten Lebenssituationen verzagt und überfordert fühlen – also etwa bei Prüfungsängsten, Selbstzweifeln und Lampenfieber. Die Blüte ist vor allem dann angezeigt, wenn konkrete Aufgaben unlösbar erscheinen.

Star of Bethlehem · Doldiger Milchstern

Diese Blüte wird auch als Seelentröster oder Schockblüte bezeichnet. Sie hilft sowohl in akuten, als auch bei alten, scheinbar vergessenen Schocksituationen. Solche Schocks verursachen Blockaden, die bis hin zur Lebensverweigerung gehen, was sich oft an dem Gefühl zeigt, man müsse nach Luft ringen, um überleben zu können.

Sweet Chestnut · Edelkastanie

Die Mutlosigkeit wird hier zur tiefsten Seelenqual, man erlebt Momente größter Ausweglosigkeit. Man fühlt sich bis zum Äußersten belastet und hat das Gefühl, zusammenzubrechen.

Seelische Erstarrungen als Reaktion auf akute oder weit zurückliegende Schockmomente zählen zu den schlimmsten psychischen Verletzungen: Star of Bethlehem leistet die notwendige erste Hilfe und sollte daher immer zur Verfügung stehen.

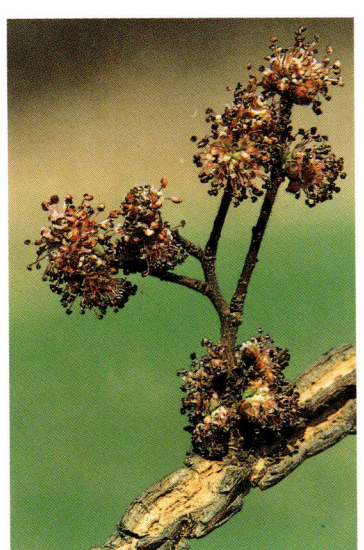
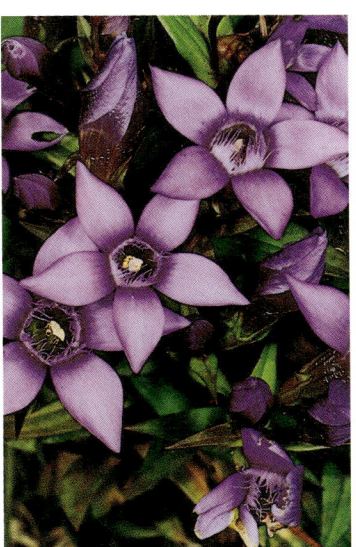

Mit Elm (links) lassen sich Selbstzweifel und Verzagtheit behandeln. Gentian (rechts) wirkt in eine ähnliche Richtung: Die Blüte schafft Mut und Durchhaltevermögen und lehrt, die Dinge von ihrer positiven Seite zu sehen.

Willow · Weide
Die Mutlosigkeit kommt hier aus dem Gefühl, ein Opfer des Schicksals zu sein, immer Pech im Leben zu haben. Groll gegenüber den Menschen, die man für die eigene Situation verantwortlich macht, oder Selbstmitleid sind die Folge.

Oak · Eiche
Diese Blüte ist geeignet für Menschen, die ihr Leben pflichtbewusst und tapfer meistern, aber dazu neigen, sich dabei zu überfordern und sich keine Erholungsphasen gönnen. In Zeiten der Überarbeitung und Erschöpfung fühlen sie sich zutiefst mutlos und nahezu oder fast depressiv, weil sie ihren Pflichten nicht nachgehen können.

Crab Apple · Holzapfel
Diese Blüte ist ein Heilmittel zur Reinigung. Sie ist gut für Menschen, die zeitweise oder dauernd das Gefühl haben, mit irgendeinem Makel behaftet zu sein, sich unrein oder vergiftet fühlen, und denen dann zwanghafte Gedanken in dieser Richtung den Lebensmut rauben.

> Wer sich selbst und seine eigenen Bedürfnisse nicht gut genug kennt, neigt dazu, seine Aufmerksamkeit allzu sehr auf andere Menschen zu konzentrieren. Gut gemeinte Hilfestellungen können so ihr Ziel verfehlen und in einseitige Beziehungsmuster münden.

Für jene, die allzu besorgt um das Wohl anderer sind

Jeder Mensch muss in erster Linie für sich selbst Verantwortung übernehmen, muss an sich selbst arbeiten, denn nur so kann er für andere hilfreich und ermutigend wirken. In den nachfolgenden Blütenbeschreibungen werden mehrere Facetten des Besorgtseins um andere beschrieben, von dem Wunsch, andere zu missionieren, bis hin zum tyrannischen Unterdrucksetzen anderer, in das übertriebene Fürsorge allzu leicht umschlagen kann.

Chicory · Wegwarte

Die Sorge um andere nimmt hier die Form eines Besitzanspruchs an. Weil man weiß, was für den anderen gut ist, setzt man ihn unter Druck. Die Liebe, die man unter Umständen auch im Übermaß gibt, wird an Bedingungen geknüpft, was dann oft zu Enttäuschungen führt.

Vervain · Eisenkraut

Man versucht, die eigenen Überzeugungen und Vorstellungen auf andere zu übertragen, und hat das Bedürfnis, andere Menschen mit den eigenen Erkenntnissen zu beglücken oder gar zu missionieren. Man möchte andere lehren und belehren und erschöpft sich dabei oft durch Überaktivität.

Vine · Weinrebe

Vine hilft fähigen Menschen, die von ihrem Erfolg überzeugt sind. Diese Menschen neigen oft dazu, ihre Führungsrolle auf zwischenmenschliche Situationen auszudehnen. Sie sind davon überzeugt, dass man andere Menschen zu ihrem Glück zwingen muss, wenn nötig mit tyrannischen Mitteln.

Beech · Buche

Charakteristisch sind für den Menschen, der diese Blüte braucht, seine Intoleranz und seine scharfe Kritik, mit der er andere Menschen beurteilt. Schwächen und Fehler des anderen werden schnell erkannt und – weil man ja dem anderen »helfen« will – auch schonungslos offen gelegt.

Rock Water · Quellwasser

Weil sich diese Menschen selbst viel Freude und Vergnügen versagen, sind sie oft auch strenge Lehrmeister für andere. Diese Menschen tun alles, um sich gesund und aktiv zu erhalten, und hoffen, dass möglichst viele Menschen ihrem Vorbild folgen, um bessere Menschen zu werden.

Schlimme Enttäuschungen erfahren Menschen, die anderen mit gut gemeinter Kritik weiterhelfen wollen, doch dabei ständig auf Vorwürfe und Ablehnung stoßen. Beech-Tropfen weisen den Weg zu mehr Feingefühl im Umgang mit eigenen und fremden Grenzen.

Krankheit – Weisung der Seele

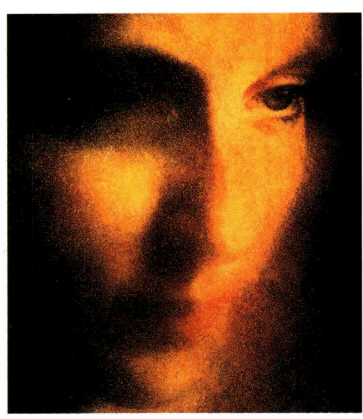

Das Wesentliche hinter dem Konkreten erkennen.

Wichtige Fragen zum Umgang mit der Krankheit

Wenn Sie unter einer körperlichen Erkrankung leiden, die Sie mit Bach-Blüten behandeln oder mitbehandeln möchten, fragen Sie sich zuerst, wie Ihr Verhalten der Krankheit gegenüber jetzt ist. Die folgenden Fragen können auf unterschiedliche Art beantwortet werden. Die Wahl der Blüte ist von der Art der Antwort abhängig.

Reaktion auf Schmerzen

Diese Blüten sind für Sie angebracht, wenn Sie folgendermaßen reagieren:

- *Mit quälenden Gedanken, die Sie hinter einer fröhlichen Fassade verbergen:* Agrimony

- *Mit diffusen Ängsten:* Aspen

- *Mit einem ständigen Wechsel der Therapie und einer permanenten Suche nach immer neuen Ratgebern:* Cerato, Impatiens, Scleranthus

- *Mit dem Gefühl von Widerstand, weil Sie nicht verstehen können, warum es ausgerechnet Sie trifft:* Chestnut Bud

Die psychische Reaktion auf körperliches Leiden ist ein wichtiger Hinweis auf unsere momentane seelische Verfassung. Reagiere ich angsterfüllt, hilflos oder schuldbewusst? Schon bei der Auswahl der passenden Blütenessenzen kommt man dem wahren Kern seines inneren Wesens näher.

Ehrlich zu sich selbst

- *Mit dem Gefühl, es gebe ja letztlich doch nichts, was Ihnen helfen kann:* Gorse

- *Mit selbsterfüllenden negativen Prophezeiungen:* Gentian

- *Mit dem Gefühl von Einsamkeit oder dem starken Bedürfnis, anderen Ihre Probleme mitzuteilen:* Heather

- *Mit Ungeduld gegenüber sich und anderen:* Impatiens

- *Mit konkreten Ängsten, dass sich hinter der Krankheit etwas Schlimmes verbirgt, auch mit Todesangst:* Mimulus

- *Mit lähmender Melancholie und Traurigkeit:* Mustard

- *Mit extremer Kraftlosigkeit:* Olive

- *Mit der Sorge, dass Sie Ihre Pflichten nicht erfüllen können:* Oak

- *Mit vielen Vorwürfe oder Schuldgefühlen, weil Sie glauben, etwas falsch gemacht zu haben:* Pine

- *Mit dem Glauben, am Ende ihrer Kraft, ohne jede Hoffnung zu sein:* Sweet Chestnut

- *Mit Sorgen, vorwiegend um andere:* Red Chestnut

- *Mit Panik oder hysterischen Rock Rose, Ausbrüchen:* Cherry Plum

- *Mit dem Gefühl, z. B. in einem Genesungsprozess bisher gut vorangekommen zu sein, jetzt aber stecken zu bleiben:* Walnut

- *Mit Neid auf die Gesundheit anderer:* Holly

- *Mit Gedankenzudrang, den Sie nicht stoppen können:* White Chestnut

Geschwächte seelische Abwehrkräfte äußern sich in Verzweiflung, die in Traurigkeit, Angst oder Wut umschlagen kann. Achten Sie auf diese seelischen Alarmzeichen, und mobilisieren Sie mit Hilfe von Bach-Blüten Ihre verschütteten Energien, um Ihren Körper beim Genesungsprozess zu unterstützen.

45

- *Mit Apathie und Desinteresse an einer Verbesserung des Zustands:* Wild Rose

- *Mit dem Gefühl, dass Sie ein Opfer des Schicksals sind:* Willow

Schock als Ursache

Als Nächstes sollten Sie sich fragen, welche lang andauernden Probleme oder Belastungen zu Ihrer Krankheit geführt haben könnten. Wodurch haben Sie Ihre Harmonie, Ihre innere Ordnung verloren?
Wenn Sie ein spezielles auslösendes Ereignis, z. B. einen Schock, erkennen können, sollten Sie in jedem Fall Star of Bethlehem (Doldiger Milchstern) nehmen.

Krankheitsbilder – wie der Körper der Seele antwortet

Die nachfolgenden Gedanken können Ihnen helfen, mehr über die Hintergründe Ihrer Krankheit herauszufinden. Sie sollen Anstoß sein, sich mit sich selbst mehr zu beschäftigen. Die aufgeführten Gemütszustände können die Krankheit in ihrer Entstehung fördern und sind durch die zugeordneten Blüten zu behandeln.

Allergie

Aus Sicht der Naturheilkunde sind allergische Erkrankungen immer die Reaktion eines stark beanspruchten Immunsystems. Der Organismus ist überlastet mit Giftstoffen, die z. B. durch Rauchen oder durch zu stark schadstoffbelastete Nahrungs- und Genussmittel entstehen.

»Sogar der betroffene Körperteil weist auf die Natur des Fehlers hin.« Diese Aussage Bachs bestätigt sich in unserer Alltagserfahrung, zum Beispiel, wenn uns »etwas unter die Haut geht«. So kann uns eine allergische Reaktion darauf hinweisen, dass wir uns gegen äußere Einflüsse nicht genug abgrenzen.

Seelische Ursache – körperliche Wirkung

Eine sehr wichtige Rolle spielt bei der Entstehung der Allergie die Psyche. Reizüberflutung durch zu viele Informationen und vor allem emotionaler Stress sind hier die Hauptfaktoren. Eine Allergiebehandlung muss immer umfassend sein. Nachfolgend einige Bach-Blüten, die besonders häufig infrage kommen:

Centaury – mangelnde Fähigkeit zu Abgrenzung, Larch – Selbstzweifel, mangelndes Selbstvertrauen, Star of Bethlehem – unverarbeitete Schocks, Honeysuckle – Verluste, die nicht verarbeitet sind, Holly – negative Gefühle, wie Hass und Eifersucht.

Grippale Infekte

Bei den jährlichen spätherbstlichen Grippewellen fällt auf, dass sie bei weitem nicht jeden Menschen treffen. Unsere körperliche und vor allem unsere seelische Verfassung entschei-

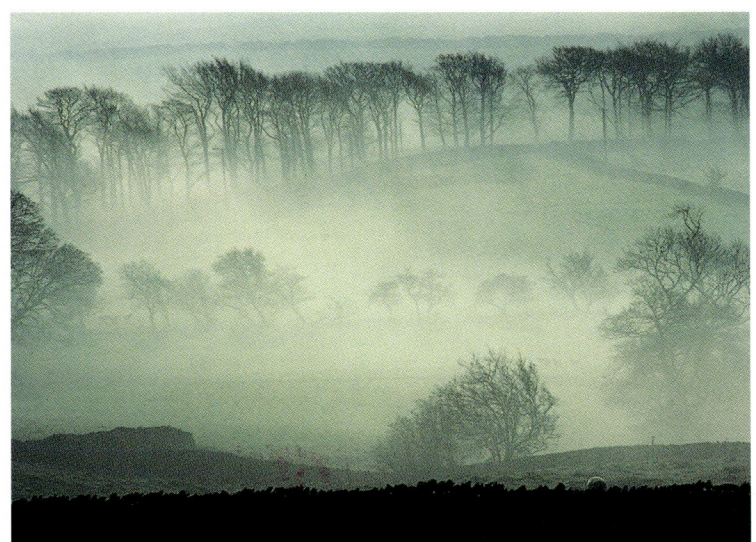

Menschen, die überdurchschnittlich häufig an Erkältungskrankheiten leiden, setzen ein Zeichen: »Ich fühle mich den Anforderungen des Alltags nicht gewachsen und brauche Entlastung.« Centaury kann dabei helfen, unterschiedliche Bedürfnisse auszugleichen.

Wenn man merkt, dass eine Erkältung im Anzug ist, sollte man sich sofort Zeit für sich nehmen, in die Ruhe der Natur eintauchen und auf seine innere Stimme hören.

det, ob wir davon betroffen werden oder nicht. Auch hier kommt es darauf an, wie stark das Immunsystem belastet ist und wie viel freie Kapazität es hat, mit eindringenden Erregern fertig zu werden. Neben einer guten gesundheitlichen Vorsorge, wie gute Ernährung, genügend Schlaf, wenig Reizstoffe wie Alkohol und Zigaretten usw., ist es in dieser Zeit besonders notwendig, gefühlsmäßig im Gleichgewicht zu bleiben. Blüten, die sich häufig als hilfreich erweisen, sind:

Oak – Überlastung, zu großes Pflichtbewusstsein, Olive – totale Erschöpfung, Elm – zeitweiliges Gefühl der Überforderung, Larch – geschwächte Abwehr durch mangelndes Selbstbewusstsein.

Herz und Kreislauf

Kein Organ ist so wie unser Herz ein Symbol für die Lebensenergie. Herzprobleme, wie Herzstolpern, Herzrasen, Beklemmung im Brustbereich usw., sind meist mit großen Ängsten verbunden. Da Angst selbst aber wieder – wie das Wort schon sagt – eng macht, verstärkt sie die Beschwerden noch. In solchen Fällen sind die Notfalltropfen eine große Hilfe. Selbstverständlich ist es sehr wichtig, die Beschwerden beim Arzt oder Heilpraktiker abklären zu lassen. In jedem Fall ist eine längere Einnahme der Blüten Aspen, Mimulus oder Rock Rose ratsam. Hören Sie vor allem mehr auf Ihr Herz, spüren Sie, was ihm wirklich fehlt, oder was ihm zu viel ist.

Niedriger Blutdruck

Besonders sehr junge und ältere Menschen leiden oft unter Kreislaufproblemen, die u. a. durch niedrigen Blutdruck hervorgerufen werden. Schwindelgefühle, Antriebsschwäche und Mattigkeit sind, wenn auch nicht gefährlich, äußerst unange-

Das Herz gilt als wichtigster Muskel des Organismus. Es arbeitet pausenlos und hält durch seine Kontraktion, die wir als Herzschläge fühlen können, die Blutzirkulation in Gang.

nehm. Zu dem Gefühl »nicht ganz da« zu sein, kommt dann auch oft die Angst davor dazu. Achten Sie vor allem darauf, dass Sie genügend trinken und sich viel in frischer Luft bewegen, das allein lindert schon die Beschwerden. Meistens genügt hier die Behandlung mit Bach-Blüten (wenn kein gravierendes körperliches Problem dahinter steckt). Im akuten Fall nehmen Sie die Notfalltropfen oder die Blüte Star of Bethlehem ein; für eine längere Behandlung eignen sich Blüten wie Larch, Clematis, Wild Rose, Mimulus.

Hoher Blutdruck

Leiden Sie unter hohem Blutdruck, lassen Sie auf jeden Fall die Ursachen abklären. Oft ist Hypertonie ein Hinweis auf Daueranspannung, übermäßigen Leistungsdruck, emotionale Belastungen, unterdrückten Ärger oder einfach auf Stauungen der Lebensenergie, weil Sie im Sinne Bachs »nicht ihren eigenen Weg gehen«. Blüten für die Akutbehandlung sind:

Notfalltropfen, Star of Bethlehem – unverarbeitete Schocks, Cherry Plum – Angst vor dem Loslassen und Entspannen; für die weitere Behandlung kämen Aspen – unklare Ängste, Mimulus – benennbare Ängste, Rock Water – hohe Anforderungen an sich selbst.

Gegen Druck von außen antwortet die Seele mit Druck von innen: Hypertonie ist ein ernst zu nehmendes Zeichen für Überforderung. Beruhigen Sie sich zunächst mit Rescue-Remedy, doch meiden Sie vor allem äußere Stressauslöser.

Verdauungsbereich

Magen

Da die Kohlehydratverdauung bereits im Mund beginnt, zählen bereits Mundhöhle und Zähne zum Verdauungsbereich. Richtiges Kauen, langsames Essen, ohne Hektik und ohne problematische Gespräche nebenbei, sind sehr wichtig, wenn man seinen Magen nicht überlasten will. Der Magen nimmt die Nahrung nicht nur auf, sondern zerkleinert sie mit

Hilfe verschiedener Magensäfte zu einem Speisebrei. Chronische Magenbeschwerden gehören zu den häufigsten körperlichen Beschwerden. Die Ursache dafür ist sicher auch wieder die erhöhte Belastung durch negativen Stress und negative Emotionen. Emotionale Ausgeglichenheit und ein stabiles Selbstbewusstsein stärken den Magen. Sie können dies mit folgenden Bach-Blüten unterstützen:

Elm – zeitweiliges Überforderungsgefühl, Oak – übermäßiges Pflichtbewusstsein, Larch – mangelndes Selbstbewusstsein, Mimulus – benennbare Ängste, Willow – unverarbeiteter Groll, Heather – mangelndes Geborgenheitsgefühl. Star of Bethlehem kann generell eingesetzt werden.

Leber

Eine zentrale Rolle im Körper spielt die Leber; sie ist maßgeblich am Fett- und Eiweißstoffwechsel, an der Bildung von Galleflüssigkeit, an der Bildung von Harnstoff usw. beteiligt. Sie ist Entgiftungsorgan und chemisches Labor – und sie braucht unsere Mithilfe. Je mehr wir sie mit Alkohol, Kaffee und Giften jeder Art belasten (dazu gehören natürlich besonders auch Drogen und Medikamente im Übermaß), umso schwieriger wird es für sie, ihrer Aufgabe nachzukommen.

Die Leber wird auch als »Ärgerorgan« bezeichnet; der Choleriker hat seinen Namen von der Galle, die angestaut wird. Das heißt also, wir haben eine Verantwortung, mit unseren Gefühlen richtig umzugehen, Ärger im richtigen Maße zu äußern, mehr Geduld mit unseren Mitmenschen aufzubringen usw. – Bach-Blüten sind hier eine wunderbare Hilfe. Bewährt haben sich:

Cherry Plum – angestaute Wut, Vine – man duldet keinen Widerstand, Beech – Intoleranz, Impatiens – Ungeduld.

> **Probleme mit der Leber sind ein Symptom für fehlgeleitete innere Energien, die den Körper belasten können. Wir werden »gelb vor Neid«, wenn negative Gefühle nicht zum Ausdruck kommen und so unser Seelenleben vergiften. Cherry Plum hilft uns bei der befreienden Darstellung unserer angestauten, echten Gefühle.**

Bauchspeicheldrüse

Die Bauchspeicheldrüse bildet zum einen Bauchspeichel, der für die Verdauung benötigt wird, zum anderen das Hormon Insulin, mit dessen Hilfe der Zucker in die Zelle kommt.
Je mehr Zucker wir zu uns nehmen, desto öfter muss dieses Insulin gebildet werden. Das bedeutet natürlich, dass sich die Bauchspeicheldrüse erschöpft, wie jedes Organ, das ständig überfordert wird. Kein Wunder, dass der sogenannte »Altersdiabetes« zunimmt. Die Bauchspeicheldrüse hat mit der »Süße des Lebens« zu tun. Fragen Sie sich, warum Sie so viel Zucker, so viel Süßes brauchen. Ist es ein Ersatz für die mangelnde Fähigkeit, Liebe anzunehmen oder auch zu geben? Lernen Sie vor allem, mit sich selbst liebevoller umzugehen. Bach-Blüten, die Ihnen dabei helfen, sind:

Star of Bethlehem, Larch – mangelndes Selbstvertrauen, Rock Water – mangelnde Lebensfreude, Heather – man kann Liebe nicht annehmen.

Darm

Im Dünndarm und im Dickdarm wird der Verdauungsprozess fortgesetzt. Für den Körper nützliche Stoffe werden resorbiert, schädliche werden ausgeschieden.
Ein Heer von nützlichen Darmbakterien unterstützt diese Arbeit. Vor allem durch den Missbrauch von Antibiotika haben viele Menschen eine stark geschädigte Darmflora. Eine Ernährung, die hauptsächlich aus Fertigprodukten besteht, trägt ebenfalls dazu bei.
Lernen Sie wieder, Nahrung als Lebensmittel anzusehen. Dann werden Sie allein herausfinden, was Ihrem Leben dient und was nicht. Nehmen Sie sich Zeit, für sich und andere zu kochen, die Nahrung liebevoll zuzubereiten und auch mit Liebe zu essen. Das hilft ihrem gesamten Verdauungsbereich. Hilfreiche Bach-Blüten sind:

> Wenn wir »eine Sache nicht richtig verdaut« haben, weist uns dies auf seelische Überforderung hin. Elm lindert die Spannungen und fördert den liebevollen Umgang mit sich selbst.

Crab Apple – zur Reinigung, Larch – mangelndes Selbstvertrauen, Elm – zeitweiliges Überforderungsgefühl, Oak – Überarbeitung, Impatiens – Ungeduld.

Nieren

Die Nieren dienen in erster Linie der Ausscheidung und Entgiftung, außerdem wirken sie auf den Blutdruck ein und sind an der Aufrechterhaltung des Säure-Basen-Gleichgewichts sowie des Wasser-Salz-Haushalts beteiligt.

Die Nieren haben also in erster Linie mit unseren Körperflüssigkeiten zu tun und sind damit abhängig z. B. von unseren Trink- und Essgewohnheiten. Nierenprobleme werden schon im Volksmund mit tief sitzenden Ängsten, Sorgen oder auch Partnerschaftsproblemen in Verbindung gebracht. Wir können also unsere Nieren entlasten, wenn wir uns mit unseren Ängsten und Sorgen konfrontieren und versuchen, sie zu lösen. Mit Hilfe der Bach-Blüten können diese negativen Gemütszustände gewandelt werden; infrage kommen:

Aspen – Ängste und Vorahnungen, Mimulus – konkrete Ängste, Larch – mangelndes Selbstbewusstsein, Star of Bethlehem – Schockerlebnisse, Rock Rose – Panikreaktionen, Red Chestnut – macht sich zu viel Sorgen um andere, Agrimony – Verzweiflung hinter fröhlicher Fassade.

Atmungsorgane

Der Atemvorgang beginnt mit der Nase, wo die Luft gereinigt und gefiltert wird. Die Nase, aber auch Lungen- und Bronchien sind Aufnahme- und Ausscheidungsorgane. Wir sprechen von einer äußeren Atmung und einer inneren Atmung (Letztere bezeichnet den Sauerstoffaustausch in der Zelle). Probleme mit der Atmung haben häufig mit zu großer

---

Wenn wir etwas »auf Herz und Nieren prüfen«, wollen wir – so, wie die Nieren in unserem Körper – Schädliches aus unserem Leben ausscheiden. Mimulus unterstützt bei der Notwendigkeit, sich von ungesunden Ängsten zu befreien.

innerer Anspannung zu tun. Verkrampfung in den Bronchien oder in der Atemhilfsmuskulatur, wie sie z. B. die kleinen Muskeln zwischen den Rippen darstellen, verhindern das Ausatmen. Wenngleich speziell der Asthmapatient meistens das Gefühl hat, zu wenig Luft zu bekommen, ist es doch eine Frage des Ausatmens, des Loslassens, um Raum für neue Atemluft zu schaffen.

Ohne Atem können wir nicht leben, es wäre also wichtig, darüber nachzudenken, in welchem Maße wir unbedenklich unsere Atemluft belasten dürfen, damit wir nicht an dem Ast sägen, auf dem wir sitzen. Denken Sie vor allem daran, wie der Rauch einer Zigarette auf die ohnehin schon stark belastete Lunge wirkt. Genießen Sie wieder mehr die frische, sauerstoffreiche Luft im Wald oder im Gebirge. Nicht nur Ihre Atmung wird sich verbessern, sondern auch Ihr Denken wird durch die verbesserte Sauerstoffversorgung im Gehirn klarer. Unterstützende Bach-Blüten sind Scleranthus, Chicory, Red Chestnut, Willow, Honeysuckle.

»Die Nase voll zu haben«, ist oft ein Zeichen für einen zu starken Zudrang der Außenwelt. Willow kann dabei helfen, inneren Groll abzubauen: So können wir wieder offen mit der Umwelt in Kontakt treten.

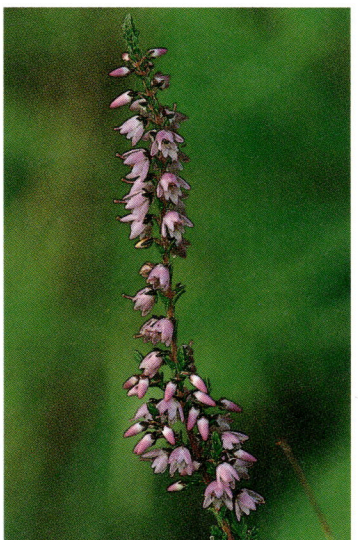

Gorse (links) lindert Hoffnungslosigkeit und hilft bei schweren Krisen. Heather (rechts) mindert übertriebenen Geltungsdrang und weckt Verständnis für die Bedürfnisse anderer.

Der Bewegungsapparat

Unter dem Bewegungsapparat versteht man Knochen, Sehnen, Bänder, Muskeln und Gelenke. Sie alle stehen in enger Verbindung miteinander und beeinflussen sich gegenseitig. Beschwerden in diesem Bereich kennt fast jeder, sie hängen vor allem mit unserer Lebensweise zusammen, wir sitzen zu viel, sind zu angespannt oder machen zu einseitige Bewegungen.

Häufig werden auch seelische Probleme im Körper ausgetragen. Rückenschmerzen und z. B. Bandscheibenbeschwerden können ein Hinweis darauf sein, dass wir uns zu sehr belasten, oder aber, dass wir nicht bereit sind, unsere Lebensaufgabe, die durchaus manchmal schwierig und belastend sein kann, zu ertragen. Auch Existenzängste wirken auf den Rücken, immer mehr geraten wir aus dem Gleichgewicht, aus der Balance. Je mehr wir an gesunder Stabilität verlieren, umso mehr reagieren unsere Rückenmuskeln mit Verhärtung, um so eine gewisse Stärke vorzutäuschen.

Ein gesundes Maß an Bewegung, eine Ernährung, die genügend Nährstoffe enthält, ausreichende Entspannungs- und Ruhephasen – das alles sind Voraussetzungen, um bis ins Alter hinein beweglich zu bleiben. Im seelischen Bereich ist es vor allem der richtige Umgang mit Belastungen und Überforderungsgefühlen, der gesund erhält. Bach-Blüten, die infrage kommen, sind:

Oak – übermäßiges Pflichtbewusstsein, Elm – vorübergehende Überforderungsgefühle, Hornbeam – mentale Überforderung, Pine – Schuldgefühle, Olive – körperliche und seelische Erschöpfung, Willow – das Gefühl, Opfer des Schicksals zu sein, Vervain – Übereifer, Agrimony – große Anspannung hinter fröhlicher Fassade, Rock Water – harte Selbstdisziplin.

Häufig lasten Probleme auf uns, die wir nicht benennen und somit auch nicht lösen können. Das Gefühl des Ausgeliefertseins lässt sich mit Willow lindern.

Haut

Die Haut bildet die Abgrenzung der Innenwelt von der Außenwelt. Sie schützt den Organismus, sorgt für den Wärme- und Feuchtigkeitshaushalt und ist gleichzeitig ein Sinnesorgan. Aber die Haut ist vor allem auch ein Ausscheidungsorgan und dient der Reinigung. Damit sollte jede Hautbehandlung eine ganzheitliche sein, denn die Haut wird nicht nur oft als »Spiegel der Seele« bezeichnet, sie weist auch auf Störungen z.B. des Hormonhaushalts oder der Verdauung hin.

Grundsätzlich dient eine gesunde Ernährung mit wenig Fett und viel vitamin- und mineralreicher Frischkost der Haut ebenso, wie Bewegung in frischer Luft und ausreichendem Schlaf. Auch ein ausgeglichenes Nervensystem spiegelt sich in einer gut durchbluteten reinen Haut. Hilfreiche Bach-Blüten sind:

Centaury – mangelnde Abgrenzung, Larch – Minderwertigkeitsgefühl, Heather – man fühlt sich unbeachtet und ungeliebt, Crab Apple – man fühlt sich unrein, Water Violet – man hält andere Menschen auf Abstand, Olive – man ist körperlich und seelisch erschöpft.

> »Dünnhäutige Menschen« schützen sich am besten mit der Einnahme von Olive gegen körperliche und seelische Überforderung.

Nervensystem

Das Nervensystem ist das Kommunikationssystem des Körpers. Auf nervalem Wege werden Informationen vermittelt, werden die Zellaktivität und alle Stoffwechselvorgänge und auch unser Denken gesteuert. Es ist leicht vorstellbar, dass in einer Zeit der »Überkommunikation« das Nervensystem extremen Belastungen ausgesetzt ist. Wenn Sie z. B. einen Film anschauen, den Sie als sehr aufregend oder spannend empfinden, bedeutet das für Ihr Nervensystem höchste

Alarmbereitschaft. Über die Augen werden die Bilder und über die Ohren die Geräusche ans Gehirn geleitet. Das Gehirn als Leitzentrale wandelt die Impulse um, z. B. in den Impuls zur Bewegung, wenn es sich um Angstgefühle handelt. Durch diese Bewegung wird z. B. das durch die aufgeregten Gefühle gebildete Adrenalin abgebaut. Bleiben Sie aber weiter in Ihrem Stuhl sitzen, so kann diese Überreizung nicht abgebaut werden.

Den ganzen Tag über sind wir ständig solchen Reizen und Impulsen ausgesetzt, die nicht verarbeitet werden. Das ist sicherlich ein Grund für den hohen Konsum von Beruhigungsmitteln. Unser Nervensystem braucht unbedingt Ruhephasen, Stille, Entspannung. Es braucht einen Spaziergang im Grünen, schöne Musik oder kreative Tätigkeiten wie Gartenarbeit, Musizieren oder Malen. Und es braucht vor allem Harmonie im Gefühlsleben. Hier können Sie u. a. folgende Bach-Blüten einsetzen:

Agrimony – innere Anspannung, Suchtgefahr, White Chestnut – unerwünschter Gedankenzudrang, Hornbeam – mentale Überforderung, Vervain – übergroße Begeisterungsfähigkeit, Olive – körperliche und seelische Erschöpfung.

> »Nerven wie Drahtseile« gelten im Allgemeinen als Symbol für Stärke und Kraft. Der Gefahr von inneren Verspannungen sollten Sie allerdings durch die Anwendung von Agrimony vorbeugen.

Schmerzzustände

In diesen Bereich fallen Schmerzzustände aller Art, wie Migräne, rheumatische Beschwerden, Kopf- und Zahnschmerzen und z. B. Schmerzen während der Menstruation. Grundsätzlich gilt es natürlich die Ursachen dafür abklären zu lassen. Fragen Sie sich dann, wie oben beschrieben, wie Ihre Reaktion auf die Schmerzen ist.

Grundsätzlich sollten Sie bei Schmerzzuständen einige Tage die Notfalltropfen einnehmen oder auch ein paar Tropfen einreiben, gehen Sie dann zu der passenden Mischung über.

Verlieren Sie aber nicht die Geduld, wenn sich nicht gleich eine Besserung einstellt. Denken Sie daran, wie lange Sie schon unter diesen Schmerzen leiden.

Suchtprobleme

Ein weiterer großer Bereich, für den die Behandlung mit Bach-Blüten infrage kommt, ist das Thema Suchtprobleme. Sucht bedeutet Abhängigkeit – von Zigaretten, Zucker, Fernsehen, von Arbeit, von Partnern, von Sex, von Drogen. Eine leider zu weit gehend akzeptierte Sucht ist die Abhängigkeit von Alkohol. In all diesen Bereichen – es sind sicher nicht alle erwähnt – kann der Süchtige nicht mehr entscheiden, wie viel und wann er davon möchte oder wie viel für ihn gut ist. Er ist ein Sklave, der getrieben und bestimmt wird vom Gegenstand seiner Sucht. Meistens stecken Einsamkeitsgefühle und innere Leere hinter diesen zwanghaften Bedürfnissen.

Bei Suchtproblemen gibt es viele Grade, die bis hin zur totalen Selbstzerstörung gehen können. Danach richtet sich auch die Therapie. Ein schwer drogen- oder alkoholabhängiger Mensch braucht neben der Hilfe ausgebildeter Therapeuten meist auch die Unterstützung einer Selbsthilfegruppe oder auch eine medizinische bzw. naturheilkundliche Behandlung. Die Bach-Blüten können auf allen Stufen der Suchtbehandlung eine wertvolle Hilfe sein. Infrage kommen vor allem:

Star of Bethlehem – unverarbeitete Schocks, Aspen – unklare Ängste, Agrimony – innere Spannung wird hinter fröhlicher, kumpelhafter Fassade verborgen, Cherry Plum – Panik- und Terrorgefühle, Angst, die Kontrolle zu verlieren, Centaury – schwach ausgeprägter Wille, kann nicht nein sagen, Larch – mangelndes Selbstbewusstsein, Mimulus – Ängste, wie z. B. Angst vor Versagen, Olive – totale körperliche und seelische Erschöpfung, Rock Rose – hysterische Reaktionen,

Krisen, die sich verfestigt haben, sind häufig ein Anlass zu übermäßigem Gebrauch von Suchtmitteln.
Die Blüte Agrimony hindert uns an derart schädlichen Ablenkungsmanövern, indem sie Mut gibt, sich mit den Ursachen eigener Probleme auseinanderzusetzen.

Edward Bach ist auf dieses Thema in seinem Büchlein »Heile Dich selbst« wie folgt eingegangen: »Vielleicht eine der größten Tragödien des Materialismus ist die Entwicklung von Langeweile und der Verlust wahren inneren Glücks. Der Materialismus lehrt die Menschen, Zufriedenheit und Ausgleich für ihre Schwierigkeiten in irdischen Vergnügungen und Freuden zu suchen. Diese vermögen jedoch nie mehr als nur zeitweiliges Vergessen unserer Probleme zu verschaffe.«

Panikgefühle, Wild Rose – ungenügendes Interesse an sich, Apathie, Walnut – man bleibt in einer Krise stecken. Notfalltropfen sind in allen akuten Stadien hilfreich.

Krebs

Bach hat sich in seiner Tätigkeit als Bakteriologe und Immunologe intensiv mit der Entstehung und Behandlung von Krebs auseinandergesetzt. Als eine der wichtigsten Ursachen für die Entstehung hat er die Vergiftung des Darms angesehen und damit im Wesentlichen die falsche Ernährung. Er hebt vor allem den Mangel an natürlicher Nahrung hervor, unter dem die meisten Menschen leiden, und der zu einer Unterversorgung mit wichtigen Vitaminen und Mineralien sowie zu einer Störung in der Darmflora führt. Er empfiehlt eine in erster Linie vegetarische Nahrung, so naturbelassen wie möglich. Dabei weist er vor allem darauf hin, dass besonders auf Zucker, übermäßigen Kaffee- und Alkoholgenuss

Verlieren Sie sich nicht in sich selbst, wenn eine schwere Krankheit Sie ereilt. Die Kommunikation und der Kontakt mit lieben Menschen ist besonders wichtig in schwierigen Lebensphasen.

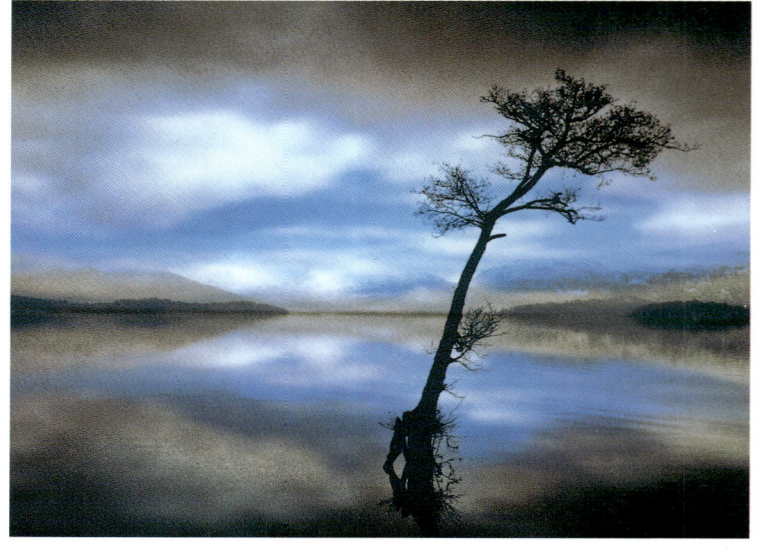

verzichtet werden soll. Die neuesten Erkenntnisse in der Krebsforschung bestätigen alle seine Aussagen und zeigen, dass er auch hier seiner Zeit weit voraus war.

Im Laufe seiner weiteren Arbeits- und Forschungsjahre hat Dr. Bach die Ursache für Krankheit immer mehr in der Seele gesehen, in den negativen Gemütszuständen, mit denen die Psyche nicht fertig wird, und die sich dann immer mehr im Körper niederschlagen. Die Psychoneuroimmunologie, eine relativ neue Wissenschaftsrichtung in der Medizin, zeigt diese Zusammenhänge zwischen Psyche, Nervensystem und Immunsystem immer deutlicher auf, und bestätigt in vielem die Aussagen Bachs. Angst, Gefühle von Sinnlosigkeit und Hoffnungslosigkeit, übermäßiges Angepasstsein, unverarbeitete Verlusterlebnisse, Reizüberflutung und seelischer Stress stehen weit oben in der Reihe der Gründe, die eine solche Krankheit verursachen oder zumindest begünstigen.

Behandlungswege nach Dr. Bach

Bei der Behandlung mit Bach-Blüten steht wieder an oberster Stelle die Frage, wie man mit dieser Erkrankung umgeht, welche Gefühle im Vordergrund stehen. Erst in einem zweiten Schritt sollten Sie sich damit beschäftigen, welcher lang andauernde negative Gemütszustand in Ihrem Innersten vorherrscht. Blüten, die zur Unterstützung der Behandlung infrage kommen, sind:

Centaury – man kann nicht nein sagen, Holly – Hass, Neid, Eifersucht »zerfressen« die Seele, Larch – zu geringes Vertrauen in die eigenen Fähigkeiten, Pine – übermäßige Schuldgefühle, Star of Bethlehem – unverarbeitete Schocksituationen, Water Violet – innere Kühle, mangelnder Kontakt zu anderen, Willow – man kann nicht verzeihen, fühlt sich als Opfer.

Weltliche Vergnügungen jeder Art müssen in ihrer Intensität dauernd gesteigert werden, um weiterhin zu fesseln, und was gestern noch Spannung erzeugte, ist morgen schon langweilig. So gehen wir auf die Suche nach anderen stärkeren Erregungen, bis wir übersättigt sind und aus diesen keine weitere Hilfe mehr erlangen.«

Wenn wir es wieder lernen, uns mit dem Leben zu beschäftigen, die geistigen Gesetze zu erkennen und sie zu unserem Wohle und dem Wohle der Mitmenschen anzuwenden, so schreibt Bach, wird es uns auch wieder gelingen, Freude zu empfinden an den natürlichen, an den kleinen Dingen des Lebens. Wir werden dann viel weniger Krankheit in uns hineinlassen.

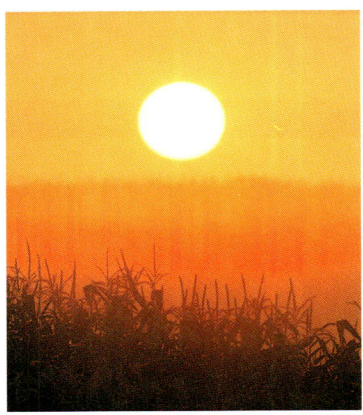

So wie die Sonne im Großen Energie gibt, so können auch die Blütenessenzen im Kleinen unterstützen.

»Ich scheine mehr, als ich bin« – wenn dies Ihrer Selbstwahrnehmung entspricht, sollten Sie sich mit Agrimony stabilisieren. Denn erst wirkliche Offenheit, ermöglicht Ihnen vertrauensvolle und offene Begegnungen.

Heilen mit Bach-Blüten

Die richtige Vorgehensweise

In diesem Kapitel finden Sie noch einmal alle Blüten alphabetisch aufgeführt mit einer kurzen Beschreibung des negativen Gemütszustands, der vorherrscht, wenn man die Blüte benötigt. Wenn Sie eine oder gar alle der aufgeführten Schlüsselfragen positiv beantworten können, ist das ein klarer Hinweis, dass die entsprechende Blüte für Sie geeignet ist.

Lernziele und Selbstbestätigung

Danach sind die Qualitäten aufgeführt, die Sie mit Hilfe der Blüten zu lernen haben. Ergänzend finden Sie eine Affirmation, d.h. eine positive Selbstbestätigung, die Sie als eine Art meditativen Anreiz, als die griffig verkürzte Formulierung Ihrer Zielsetzung, verwenden können, indem Sie sie sich vorsagen, sich auf diesen Satz konzentrieren oder ähnliches.

Alle Bach-Blüten auf einen Blick

Agrimony · Odermennig

Man hat Angst, anderen nicht gewachsen zu sein, und zieht es daher vor, nicht sein wahres Gesicht zu zeigen. Auf diese Weise versucht man, Konflikte zu vermeiden, was aber zu starker innerer Anspannung und in der Folge oft zur Abhängigkeit von Suchtmitteln führt. Ein hohes Maß an Verletzlichkeit wird hinter einer gespielten Gleichgültigkeit verborgen.

Schlüsselfragen
- Fällt es Ihnen schwer, Konflikte auszuhalten?
- Zeigen Sie nach außen gern eine fröhliche Fassade, obwohl es Ihnen innerlich anders zumute ist?
- Greifen Sie häufiger zu Stimmungsaufhellern wie Alkohol, Zigaretten etc.?

Ihr Lernziel
Je mehr Vertrauen Sie in Ihre eigene Persönlichkeit haben, umso konfliktfähiger werden Sie.
Wenn Sie nicht mehr krampfhaft versuchen, die eigenen Schattenseiten zu verdecken, sondern lernen, sich anzunehmen mit Licht- und Schattenseiten, wird Ihre Angst schwinden, dass andere eine Seite an Ihnen aufdecken könnten, die ihnen unangenehm ist. Sie können dann auch ihre eigene Verletzlichkeit mehr zeigen, und müssen sie nicht hinter einer Maske von Fröhlichkeit oder Kumpelhaftigkeit verbergen. Durch echte Auseinandersetzung mit anderen entstehen Reibung, Wärme, Lebendigkeit, und man hat weniger das Bedürfnis, zu Suchtmitteln zu greifen. Erst so werden Sie fähig zu echter Freude und Fröhlichkeit.

Wer seine eigenen Schwächen erkennt und akzeptiert, ist nicht nur toleranter den Schwächen der anderen gegenüber. Mit einer solchen Sicherheit im Hintergrund lassen sich Konflikte offen und verträglich regeln.

Affirmation
Ich nehme mich an mit meinen Licht- und Schattenseiten, und kann anderen offen gegenübertreten.

Aspen · Espe

Man hat unklare Ängste, Albträume, leidet unter Vorahnungen von drohendem Unheil. Man ist zu offen für negative Energien.

Sollten Sie häufig von diffusen Ängsten heimgesucht werden, können Aspentropfen Sie auf den Boden der Tatsachen zurückholen.

Schlüsselfragen
- Leiden Sie öfter unter Ängsten, die Sie nicht benennen können?
- Haben Sie Angst vor Bedrohungen durch »dunkle Schicksalsmächte«?
- Leiden Sie unter Albträumen?
- Sehen Sie überall versteckte Gefahren?

Ihr Lernziel
Mit Hilfe der Blüte Aspen können Sie lernen, Ihre Ängste zu durchschauen, und solche, die Sie vor einer wirklichen Gefahr warnen, von denen zu unterscheiden, die nur in Ihrer Vorstellung existieren.
Sie können sich besser von der Faszination lösen, die das Dunkle, Geheimnisvolle und Bedrohliche auf Sie ausübt. Je sicherer und geborgener Sie sich fühlen, je mehr Sie die Beziehung zur Erde, zu Ihrem Körper wahrnehmen, desto besser können Sie mit den Ängsten umgehen, die Sie zu überfluten scheinen. Aus diesem Gefühl der Sicherheit heraus können Sie sich auch den Ängsten, die aus dem eigenen oder auch aus dem kollektiven Unbewussten aufsteigen, besser stellen und immer mehr zu einem guten Ratgeber auch für andere werden.

Affirmation
Ich bin geerdet, und in meiner Mitte, im Schutz der geistigen Welt.

Beech · Buche

Man neigt zu übermäßiger Kritik, besitzt ein scharfes Wahrnehmungsvermögen, das aber in erster Linie dazu benutzt wird, die Fehler anderer aufzudecken. Man verfügt über ein starkes Überlegenheitsgefühl, aber nur wenig Mitgefühl.

Beech

Schlüsselfragen
- Sind Sie anderen gegenüber überkritisch?
- Erkennen Sie auf den ersten Blick die Schwächen der anderen?
- Fällt es Ihnen im Bewusstsein der eigenen Schwäche schwer, tolerant zu sein?

Ihr Lernziel
Die Lektion, die Sie mit Hilfe der Blüte Beech zu lernen haben, ist die Toleranz. Es geht in erster Linie um die Erkenntnis, dass Sie mit allem in enger Verbindung stehen, mit Menschen, Tieren, Pflanzen. Von allen können Sie lernen, und umgekehrt. Das schließt eine gesunde Fähigkeit zur Unterscheidung und auch zur Kritik keinesfalls aus. Aber je größer die Liebe ist, desto besser gelingt es Ihnen, dabei nicht den ganzen Menschen abzuwerten.

Eine weitere Hilfe, die uns die Blüte Beech geben soll, besteht darin, die eigenen Fehler genauer zu sehen und damit

Solange man seine Wahrnehmungsfähigkeit dazu benutzt, Mitmenschen hauptsächlich mit ihren Schwächen zu konfrontieren, handelt es sich um fehlgeleitete Energien. Beech-Blüten geleiten uns zu mehr Nachsicht und liebevoller Toleranz.

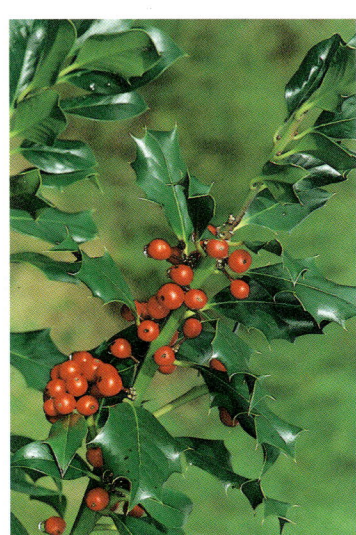
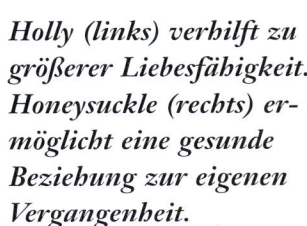

Holly (links) verhilft zu größerer Liebesfähigkeit. Honeysuckle (rechts) ermöglicht eine gesunde Beziehung zur eigenen Vergangenheit.

zu vermeiden, dass wir sie auf andere projizieren, und ein Überlegenheitsgefühl anderen gegenüber entwickeln, das oft nur dazu dient, die eigenen Minderwertigkeitsgefühle zu verdecken.

Affirmation
Je tiefer ich nach innen schaue, umso weniger Grenzen existieren.

Centaury · Tausendgüldenkraut

Man steht in mangelndem Kontakt zu sich selbst, ist allzu nachgiebig. Ein schwach ausgeprägter Wille führt dazu, dass man nicht nein sagen kann, unterwürfiges Verhalten zeigt, und zu vage Vorstellungen von den eigenen Zielen hat.

Schlüsselfragen
- Fällt es Ihnen schwer, nein zu sagen?
- Identifizieren Sie sich sehr stark mit anderen, und tun Sie aus diesem Mitleid heraus zu viel für andere?
- Versetzen Sie sich zu schnell in andere, und sehen Sie die Probleme aus deren Sicht, und nicht aus ihrer eigenen?

Ihr Lernziel
Die Blüte Centaury soll Ihnen helfen, mit dem Gefühl Ihres Eigenwerts besser in Kontakt zu kommen. Erst wenn Sie sich selbst so annehmen, wie Sie sind, und sich nicht nur aufgrund dessen, was Sie leisten, akzeptieren, können Sie diese Einstellung auch anderen gegenüber vertreten. Sie sollen lernen, sich selbst besser wahrzunehmen, um herauszufinden, wann Sie im Kontakt mit anderen die Beziehung zu sich selbst verlieren, wann Sie ja statt nein sagen, weil Sie sich so mit den Wünschen und Vorstellungen anderer identifiziert haben, dass Sie Ihre eigenen Bedürfnisse nicht mehr spüren.

Centaury stärkt das eigene Ich als Gegenpol zur Umwelt, und hilft uns auf diese Weise, auch die eigenen Grenzen im Auge zu behalten.

Sie sollen lernen, die Reaktion der anderen auf Ihr Nein besser aushalten zu können – im festen Vertrauen, dass wenn Sie Ihren ganz persönlichen Weg gehen, Sie auch die richtigen Menschen finden werden, mit denen ein echter Austausch möglich ist.

Affirmation
Ich bin mir meines Wertes bewusst, und gehe meinen Weg.

Cerato · Bleiwurz

Man hat starke Zweifel an den eigenen Fähigkeiten und an der Richtigkeit seiner Entscheidungen, sucht immer nach Erkenntnis- und Entscheidungshilfen, fragt andere ständig um Rat. Man imitiert, statt dem eigenen Impuls zu folgen.

Cerato eröffnet uns wieder Zugang zu unserem verlässlichsten seelischen Standbein: der eigenen inneren Stimme.

Schlüsselfragen
- Haben Sie das Gefühl, keine Entscheidung wirklich alleine treffen zu können?
- Suchen Sie ständig Entscheidungshilfen, z. B. bei Hellsehern, Astrologen usw.?
- Fragen Sie oft andere um Rat?
- Haben Sie Schwierigkeiten, Ihre eigenen Fähigkeiten zu erkennen bzw. zu akzeptieren?

Ihr Lernziel
Sie sollen lernen, Entscheidungssituationen als wichtige Reifungsschritte anzusehen. Dafür ist es zum einen wichtig, die notwendigen Informationen zu sammeln, um die richtige Entscheidung zu treffen.
Zum anderen sollten Sie sich zurückziehen in die Stille, um die Eindrücke zu verarbeiten und mit Ihrer inneren Weisheit in Kontakt zu kommen. In jedem Menschen ist eine innere Stimme zu hören, wenn oft auch sehr leise, weil sie von all

Heilen mit Bach-Blüten

dem Lärm rundherum übertönt wird. Das kann natürlich bedeuten, dass man nicht die bewährten Wege gehen kann, sondern einem neuen – dem eigenen – Impuls folgen muss, auch wenn damit ein Risiko verbunden ist. Aber eine Entscheidung, die auf diese Weise getroffen wird, hält auch der Kritik oder der Ablehnung anderer stand.

Affirmation
In Kontakt mit meiner inneren Weisheit bin ich fähig, jede Entscheidung selbst zu treffen.

Cherry Plum · Kirschpflaume

Man steht unter starker innerer Anspannung, hat Angst, verrückt zu werden, befürchtet, sich oder anderen etwas antun zu können. Panik- und Terrorgefühle führen zur Angst, loszulassen, man ist außer sich, fühlt sich als »Wolf im Schafspelz«.

Cherry Plum nimmt uns die Angst vor negativen, aggressiven Gefühlen. So lassen sich Gefühlsstauungen und unkontrollierte Gefühlsausbrüche vermeiden.

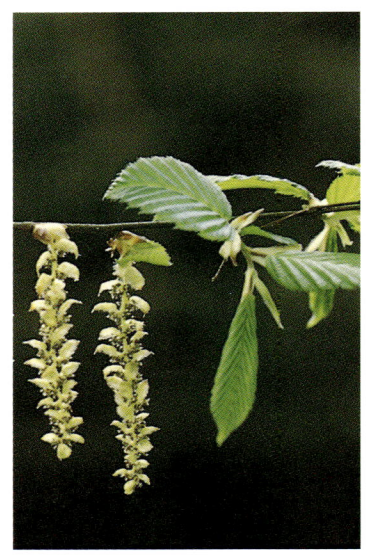 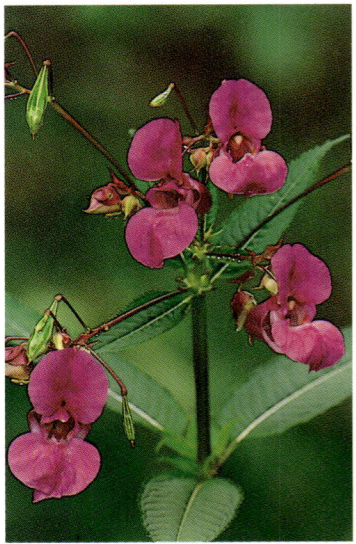

Hornbeam (links) erneuert verbrauchte Energien, und erweckt Zutrauen in die eigene Kraft. Impatiens (rechts) fördert Geduld und Toleranz.

Schlüsselfragen
- Haben Sie öfter Angst, verrückt zu werden?
- Haben Sie manchmal oder öfter Angst vor Ihrer eigenen Aggression?
- Haben Sie öfter das Gefühl, vor Wut zu platzen?

Ihr Lernziel
Die Kirschpflaume hilft, sich seine Wut und seine unterdrückten Aggressionen, aber auch die Gefühle von Ohnmacht und Hilflosigkeit, bewusst zu machen. Wenn Sie das geschafft haben, können Sie innere Spannungen loslassen, und wieder zu sich kommen, z. B., indem Sie sich auf Ihren Atemrhythmus konzentrieren. Ganz besonders wichtig ist es, Gefühle nicht so lange aufzustauen, bis man zum Platzen voll ist, sondern sie in der richtigen Weise rechtzeitig zum Ausdruck zu bringen.

Affirmation
Ich spüre mich in meinem Körper, und bin ganz bei mir.

Chestnut Bud · Kastanienknospe

Man macht immer die gleichen Fehler, weil man die Aufgabe nicht verstanden hat, kann seine Situation nicht annehmen, weil man sie nicht versteht; fühlt sich blockiert, baut Widerstand auf.

Schlüsselfragen
- Machen Sie oft die gleichen Fehler, bzw. passieren Ihnen häufig die gleichen Missgeschicke?
- Haben Sie Schwierigkeiten, zu erkennen, was Sie aus einer Situation lernen sollen?
- Leiden Sie unter starken Prüfungsängsten?
- Vergessen Sie sehr schnell, was Sie in eine missliche Lage gebracht hat?

Besonders Chestnut Bud ist ein guter Wegbegleiter bei inneren Lernschritten: Durch den bewussten Umgang mit eigenen Erfahrungen lassen sich für die Zukunft Fehler vermeiden.

Ihr Lernziel

Um eine Situation, einen Fehler wirklich zu verarbeiten, brauchen Sie Zeit, um zu erkennen, was z. B. zu einem Misserfolg geführt hat. Wenn Sie sich Fehler und Versäumnisse ehrlich eingestehen, ohne ins Grübeln zu kommen und in Selbstvorwürfe zu verfallen, werden Sie erkennen, dass in jeder Situation eine Lernaufgabe liegt. Sie werden dann diese Fehler nicht wiederholen, weil sie ihre Botschaft verstanden haben.

Affirmation

Ich bin fähig, Informationen und aufgenommenes Wissen in eigene Erkenntnisse umzuwandeln.

Chicory · Wegwarte

Man ist eine Besitz ergreifende Persönlichkeit, hegt enttäuschte Erwartungen und übertriebene Fürsorge. Man neigt dazu, sich für andere aufzuopfern, dafür aber – wenn auch unausgesprochen – auch etwas zu erwarten.

Schlüsselfragen

- Sind Sie oft enttäuscht, dass Ihre Liebe und Fürsorge nicht anerkannt werden?
- Haben Sie das Gefühl, viel für andere zu tun, und nichts zurückzubekommen?
- Glauben Sie, oft zu wissen, was für die anderen gut ist?

Ihr Lernziel

Die Blüte Chicory wird Ihnen dabei helfen, sich ehrlicher mit den eigenen Motiven für die Hilfsbereitschaft und Liebe, die Sie anderen geben, auseinanderzusetzen. Sie können lernen, Liebe zu geben, ohne Gegenleistungen zu erwarten, und ohne die eigenen unerfüllten Wünsche auf andere zu übertragen. Sie werden auch immer mehr loslassen können, und

---

Menschen zu kennen, die man annehmen und lieben kann – allein dieses bereichernde Erlebnis birgt die Gegenleistung für die gegebenen Gefühle schon in sich. Chicory ermöglicht es, diese wichtige Erfahrung ohne Erwartungen zuzulassen.

akzeptieren, dass jeder Mensch seinen eigenen Lebensplan hat, und seine eigenen Erfahrungen machen muss.

Affirmation
Ich lasse los. Indem ich loslasse, spüre ich meine wirkliche Kraft.

Clematis · Gemeine Waldrebe

Man neigt zu Tagträumen, hat nur wenig Interesse an der Gegenwart und verliert sich stattdessen in illusionäre Zukunftsvisionen.

Schlüsselfragen
- Wissen Sie manchmal nicht, wie Sie von einem Ort zum anderen gekommen sind?
- Haben Sie manchmal das Gefühl, als wären Sie in Watte gepackt?

Mit Hilfe von Clematis wird es uns gelingen, unsere eigene Mitte als zentralen Ort in dieser Welt anzunehmen. Dadurch beugen wir der Gefahr vor, uns in den vielfältigen Bereichen unserer Lebenswirklichkeit zu verlieren.

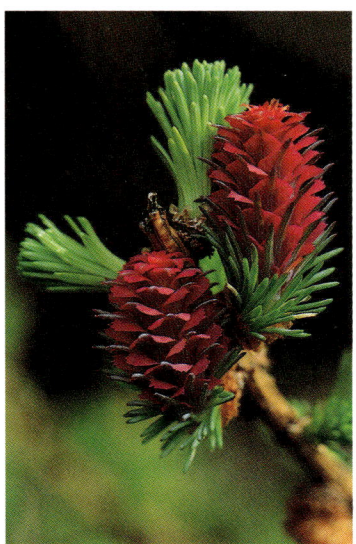
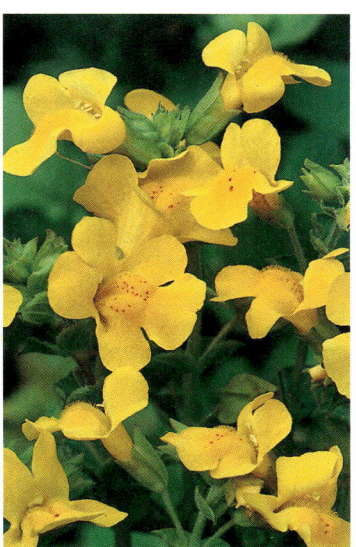

Larch (links) nimmt die Angst vor den eigenen Grenzen, und ermöglicht eine realistische Selbsteinschätzung. Mimulus (rechts) unterstützt beim Umgang mit konkreten Ängsten und Phobien.

- Verlieren Sie sich oft in Tagträumen?
- Schieben Sie unangenehme Arbeiten gerne weg, weil Sie sich nicht aus Ihrer inneren Traumwelt lösen können?

Ihr Lernziel

Je mehr Interesse Sie für Ihr Leben, aber auch für die Mitmenschen, Pflanzen und Tiere entwickeln, umso leichter fällt es Ihnen, Eigenverantwortung zu übernehmen. Dazu gehört, dass Sie Ihrem Leben mehr Struktur geben, z. B., indem Sie zu regelmäßigen Zeiten essen, schlafen oder bestimmte Übungen machen. So können Sie erfahren, dass es möglich ist, in »allen Welten« zu leben. Sie können dann Tagträume benutzen, um konkrete Lebenssituationen besser zu meistern, aber ohne sich wie früher in diesen Fantasien zu verlieren.

Affirmation

Ich bin geerdet. Ich akzeptiere die innere und äußere Ordnung.

Crab Apple · Holzapfel

Man neigt zu zwanghaftem Verhalten, verliert sich im Detail, kultiviert ein übersteigertes Kontrollbedürfnis, und die Angst vor Infektionen. Man zeigt übermäßigen Ekel vor Schmutzigem oder Unreinem.

> Unvollkommenheit wirkt weit weniger bedrohlich, wenn man sie als natürliches Phänomen zulässt. Crab Apple wird Ihnen die Angst nehmen, sich ständig vor »schädlichen Einflüssen« schützen zu müssen.

Schlüsselfragen

- Haben Sie große Angst vor Ansteckung?
- Haben Sie häufig das Gefühl, sich reinigen oder fasten zu müssen?
- Fühlen Sie sich von zwanghaften Vorstellungen verfolgt, z. B., dass Ihre Kleidung, Ihre Fenster oder Ihr Haus immer übermäßig sauber sein müssen?

Crab Apple – Elm

Ihr Lernziel
Wenn Sie mit sich selbst liebevoller umgehen, gelingt Ihnen das auch mit anderen Menschen besser. Sie werden dann erkennen, dass zwanghafte Ordnungsprinzipien oft nur innere Unruhe oder mangelnde Selbstachtung verdecken sollen.

Affirmation
Ich bin umgeben von einer Hülle aus Licht.

Elm · Ulme

Man leidet unter vorübergehendem Überforderungsgefühl, unter Zweifeln, anstehende Aufgaben erfüllen zu können. Es treten Selbstzweifel, Verzagtheit und Mutlosigkeit auf.

Schlüsselfragen
• Haben Sie manchmal/öfter das Gefühl, die bevorstehenden Aufgaben nicht bewältigen zu können?

Vertrauen in die eigenen Fähigkeiten kann ungeahnte Energien freisetzen. Elm wird Ihnen den Weg zu Ihren inneren Kräften weisen.

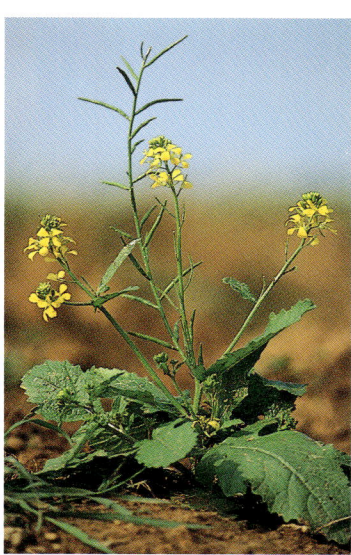
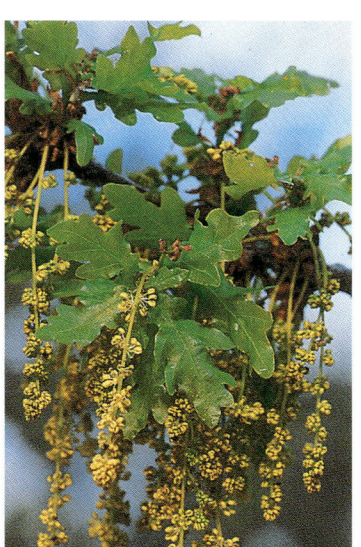

Mustard (links) lindert Depression, und stärkt Lebensfreude und Vitalität. Oak (rechts) stützt den Energiehaushalt, hilft bei Erschöpfung und mobilisiert Kraft.

- Haben Sie z. B. vor Prüfungen oder wichtigen Gesprächen starke Versagensängste?
- Fühlen Sie sich häufig überfordert?

Ihr Lernziel

Die Blüte Elm wird Ihnen dabei helfen, Aufgaben zu bewältigen, die Ihnen zunächst unlösbar scheinen. Es wird Ihnen leichter fallen, Vertrauen in die eigene Leistungsfähigkeit zu bekommen, wenn Sie sich ähnliche Situationen vor Augen führen, in denen Sie Ihre Aufgabe gut bewältigt haben. Gleichzeitig werden Sie aber immer mehr erkennen, dass Sie übermäßige Forderungen, die an Sie gestellt werden, abwehren müssen.

Affirmation

Für jede Aufgabe bekomme ich auch die nötige Kraft und Energie.

Gentian · Enzian

Man leidet unter negativer Erwartungshaltung, vor allem unter selbst erfüllenden negativen Prophezeiungen, Pessimismus und Depressionen bei bekannter Ursache (z. B. nach Trennung, Arbeitsplatzverlust usw.).

Schlüsselfragen

- Sehen Sie immer nur das halb leere, und nicht das halb volle Glas?
- Nehmen Sie zuerst an, dass eine Sache schief gehen könnte?
- Sehen Sie die Probleme, bevor Sie die Chancen erkennen?

Ihr Lernziel

Die Blüte Gentian wird Ihnen helfen, die positive Seite einer Situation zu sehen, und zu erkennen, dass Gedanken kraftvoll wirken können. Indem Sie pessimistische mit optimisti-

---

Bei starken Selbstzweifeln eröffnet Ihnen Gentian den Zugang zu einer neuen, positiven Selbsteinschätzung. Erfolge in der Außenwelt werden nicht auf sich warten lassen.

schen Gedanken vertauschen, beeinflussen Sie auch die reale Situation, und meistern selbst schwierigste Herausforderungen.

Affirmation
Die Geborgenheit in dieser Welt gibt mir Urvertrauen.

Gorse · Stechginster

Hoffnungslosigkeit und Verlassenheitsgefühle treten auf, man glaubt, dass es niemanden gibt, der einem helfen kann oder will.

> Hoffnung ist eine der wichtigsten Motivationen für unsere Lebensplanung – Gorse wird Ihnen dabei helfen, neuen Lebensmut zu schöpfen.

Schlüsselfragen
- Glauben Sie, dass es für Sie keine Hoffnung mehr gibt?
- Fühlen Sie sich öfter »von Gott und der Welt verlassen«?

Ihr Lernziel
Mit Hilfe der Blüte Gorse können Sie erfahren, dass Sie Hilfe bekommen, wenn Sie darum bitten. Sie werden aber auch erkennen, dass sie bereit sein müssen, diese Hilfe wirklich anzunehmen. So wie die Blüten des Ginsterbusches schon weithin in einem strahlenden Gelb leuchten, wirkt die Blüte Gorse erhellend und Mut machend, und zeigt Ihnen die hellen Seiten des Lebens, einer Situation.

Affirmation
Jede Hilfe, um die ich bitte, wird mir gegeben.

Heather · Schottisches Heidekraut

Man leidet unter Einsamkeitsgefühlen, übersteigertem Mitteilungsbedürfnis. Man fühlt sich ungeliebt, will dieses Gefühl aber nicht wirklich zulassen.

Jeder Mensch ist einzigartig und liebenswert: Heather macht uns diese Erkenntnis auch bewusst, und nimmt uns so die Angst vor Nähe.

Schlüsselfragen
- Fühlen Sie sich unbeachtet und ungeliebt?
- Haben Sie das Gefühl, Hilfe zu brauchen und sie nicht zu bekommen?
- Haben Sie öfter das Gefühl, dass Ihnen keiner zuhört?

Ihr Lernziel
Das, was Sie sich am meisten wünschen, nämlich Gemeinschaft mit anderen, gute zwischenmenschliche Beziehungen und Liebe, bekommen Sie nur dann, wenn Sie sich selbst mehr annehmen und lieben können, und sich weniger als bedürftig empfinden und verhalten. So finden Sie mit Hilfe der Blüte Heather zu mehr Liebe für sich und für andere, also zu einer größeren Ausgeglichenheit zwischen Nähe und Distanz.

Affirmation
Alles, was ich brauche, finde ich in mir selbst.

Olive (links) gibt die Kraft, extrem starken Anforderungen im Alltag gewachsen zu sein. Pine (rechts) befreit von unangebrachten Schuldgefühlen.

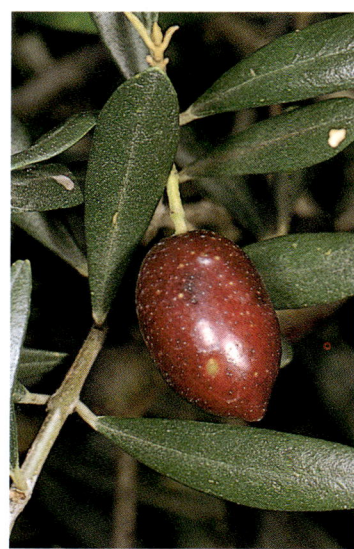
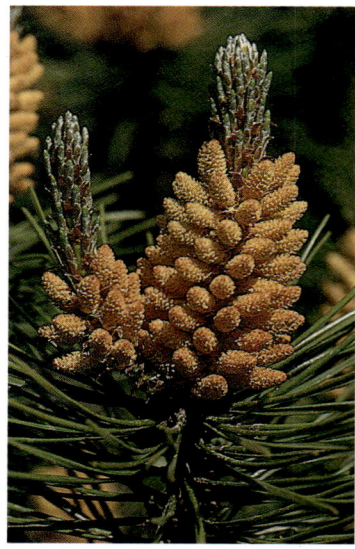

Holly · Stechpalme

Gefühle von Neid und Eifersucht treten auf, man tendiert dazu, sich selbst ab- und andere aufzuwerten, leidet unter Missgunst und Hassgefühlen.

Schlüsselfragen
- Empfinden Sie öfter versteckten Neid anderen gegenüber?
- Sprechen Sie schlecht über andere, auch unter dem Deckmantel des Mitgefühls?
- Sind Sie eifersüchtig?

Ihr Lernziel
Holly, die Blüte der Stechpalme, soll Ihnen helfen, die universelle Liebe zu entwickeln. Die Zweige dieser Pflanze fehlen in England zu Weihnachten in keinem Haushalt, man nennt sie deshalb oft die Weihnachtsblüte, und sieht sie als Symbol der Geburt des Göttlichen in uns, die unser Herz öffnet und uns die Liebe lehrt.

Affirmation
Ich erkenne die Einheit in der ganzen Schöpfung.

Honeysuckle · Geißblatt

Man hat Sehnsucht nach Vergangenem, empfindet Trauer, kann sich nicht von Erinnerungen lösen.

Schlüsselfragen
- Trauern Sie Menschen oder Ereignissen auch nach Jahren noch nach?
- Können Sie sich schlecht in eine neue Situation einfügen, weil Sie immer »an damals« denken?

Wenn man die Vergangenheit nicht loslassen kann, und das Lebensgefühl mit Traurigkeit überschattet ist, kann Honeysuckle in die Gegenwart zurückführen, und lässt die Intensität des Augenblicks erlebbar werden.

- Leben Sie mehr in der Vergangenheit als in der Gegenwart?

Ihr Lernziel
Die sich ständig wandelnden Lebensumstände erfordern immer neue Abschiede. Nur wenn Sie Abschied von Vergangenem nehmen, können Sie sich wirklich offen in eine neue Situation begeben. Mit Hilfe der Blüte Honeysuckle können Sie sich besser lösen – von alten Erinnerungen, Gedanken, von Schuld und Reue, vertanen Chancen. Sie ist eine wichtige Hilfe in jedem Trauerprozess.

Affirmation
Jeder Atemzug, jeder Moment meines Lebens ist ein neuer Anfang.

Hornbeam · Hainbuche

Man leidet unter geistiger Erschöpfung und dadurch unter einem Verlust der Lebendigkeit. Erschöpfung macht sich breit, die hauptsächlich aus dem Kopf kommt.

Schlüsselfragen
- Haben Sie beim Aufwachen schon das Gefühl, dass die ganze Welt über Sie hereinstürzt?
- Versuchen Sie, Ihre Probleme hauptsächlich im Kopf zu lösen?
- Kommen Sie nicht mehr zum Atemholen, weil Sie sich ständig mit neuen Problemen konfrontiert sehen?

Ihr Lernziel
Überforderung, Überbetonung des Intellekts, einseitige Arbeits- und Lebensweise, all das führt zu Blockaden, die sich sowohl auf unsere Gemütsverfassung, als auch auf unseren

Auch der Geist braucht Erholung: Hornbeam sorgt für wohl tuende Entspannung im Kopf, und mobilisiert neue Lebenskräfte.

Körper auswirken. Mit Hilfe der Blüte Hornbeam können diese Blockaden gelöst werden. Nach den entsprechenden geistigen Ruhepausen können Sie Ihre alltäglichen Aufgaben mit neuer Lebendigkeit erfüllen.

Affirmation
Ich bin erquickt und voller Lebendigkeit.

Impatiens · Drüsentragendes Springkraut

Menschen, die Impatiens brauchen, sind gekennzeichnet durch ein hohes Maß an Ungeduld, vorschnelles Denken und Handeln. Sie haben wenig Verständnis für die Schwächen anderer.

Innere Ungeduld führt oft zu unüberlegten Schritten: Impatiens sorgt für das nötige Maß an Ausgeglichenheit.

Schlüsselfragen
- Machen Sie lieber alles selbst, weil Sie nicht mit anschauen können, wie umständlich andere arbeiten?
- Haben Sie auf alle Fragen vorschnelle Antworten?
- Setzen Sie sich manchmal durch Ihre Ungeduld selbst unter Druck?
- Können Sie schwer warten?

Ihr Lernziel
Mit Hilfe der Blüte Impatiens gelingt es Ihnen besser, Ihre eigene Arbeitsweise und Ihr eigenes Tempo zu beobachten, und es – wenn es nötig sein sollte – zu Gunsten der Genauigkeit und Tiefe etwas zu verlangsamen. In jedem Fall können Sie liebevoller mit anderen umgehen und deren eigenes Tempo respektieren. Sie werden dadurch weniger nervös, angespannt und gereizt sein.

Affirmation
Ich bin achtsam, und stärke meine Wahrnehmung.

Larch · Lärche

Man hat Minderwertigkeitsgefühle, Angst vor Misserfolg und ein zu geringes Bewusstsein des eigenen Potenzials.

Schlüsselfragen
- Neigen Sie dazu, andere auf- und sich abzuwerten?
- Glauben Sie, andere können immer alles besser?
- Haben Sie häufig das Gefühl, unterlegen zu sein?
- Fällt es Ihnen schwer, Ihre eigenen Begabungen zu erkennen?

Ihr Lernziel
Die Blüte Larch stärkt das Vertrauen in Ihre eigenen Fähigkeiten. Sie lernen, die Angebote des Lebens mutiger anzunehmen, sich mehr zuzutrauen, und auch in den schwierigsten Situationen dieses Selbstvertrauen nicht zu verlieren. Das bedeutet auch eine Verbesserung Ihrer Partnerschaften, es geht nicht mehr um Auf- oder Abwertung, sondern um ein gleichberechtigtes Miteinander. Selbstvertrauen und Selbstachtung sind die Basis für ein glückliches, zufriedenes Leben.

Affirmation
Mein inneres Selbst ist in seinem Kern göttlich und unbegrenzt.

> Sich so zu akzeptieren, wie man ist, und anderen den gleichen Freiraum zuzugestehen, sind wichtige Ziele. Larch hilft uns dabei, ein tolerantes Miteinander zu verwirklichen.

Mimulus · Gefleckte Gauklerblume

Man erlebt unzählige, konkrete, kleine und große Ängste, auch geheime Ängste, die nicht gezeigt werden.

Schlüsselfragen
- Sind Sie in alltäglichen Lebenssituationen sehr ängstlich?

- Haben Sie Angst vor bestimmten Situationen, wie dem Aufenthalt in dunklen Räumen?
- Leiden Sie unter Ängsten, die Sie nicht äußern?

Ihr Lernziel
Mit Hilfe der Blüte Mimulus gelingt es Ihnen leichter, gesunde Vorsicht von dauernder Ängstlichkeit zu unterscheiden, die eigenen Grenzen auszuloten, neue Dinge zu lernen, die Ihnen Angst machen.

Angst wirkt krank machend auf unseren Körper, z. B., indem die Gefäße verengt und die Durchblutung verschlechtert wird. Indem Sie Ihre Ängste überwinden, stabilisieren Sie auch Ihre körperlichen Funktionen.

Affirmation
Ich bin mutig und vertrauensvoll.

Mustard · Wilder Senf

Man leidet unter schwermütigen Gefühlen, Melancholie, und unter depressiven Verstimmungen ohne Grund.

Schlüsselfragen
- Werden sie öfter völlig grundlos von einer tiefen Traurigkeit befallen?
- Fühlen Sie sich öfter wie gelähmt durch eine Art von Schwermut?

Ihr Lernziel
Ein Gesetz besagt, dass alles im Rhythmus sei. Am ab- und zunehmenden Mond können Sie es genauso erkennen, wie am Atemrhythmus, um nur einen der vielen Rhythmen unseres Körpers zu nennen. Körperliche und seelische Gesundheit bauen auf diesem rhythmischen Geschehen auf. Mit Hil-

> Viele unserer Ängste sind ein Resultat seelischer Verspannungen. Mimulus schärft unseren Blick dafür, und nimmt uns so das Gefühl des ständigen Bedrohtseins durch die Außenwelt.

fe von Mustard können Sie dieses Auf und Ab des Lebens besser akzeptieren und in der Balance bleiben.

Affirmation
Ich spüre meinen Atem, und vertraue der Lebenskraft.

Oak · Eiche

Man neigt zur Selbstüberforderung, gönnt sich keine Erholungsphasen und überschätzt die eigenen Kräfte. Dabei verfügt man über ein sehr ausgeprägtes Pflichtbewusstsein, stellt hohe Anforderungen an sich.

Schlüsselfragen
- Haben Sie ein ausgeprägtes Pflichtbewusstsein?
- Gönnen Sie sich wenig Ruhepausen?
- Sind Sie überzeugt, dass Sie eine Aufgabe zu erfüllen haben, und sich deshalb wenig Zeit für sich gönnen dürfen?

Die Balance zwischen Selbstverantwortung und Pflichtbewusstsein lässt sich durch die Anwendung von Oak aufrechterhalten.

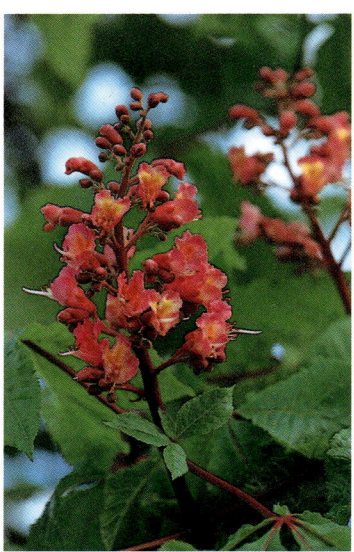
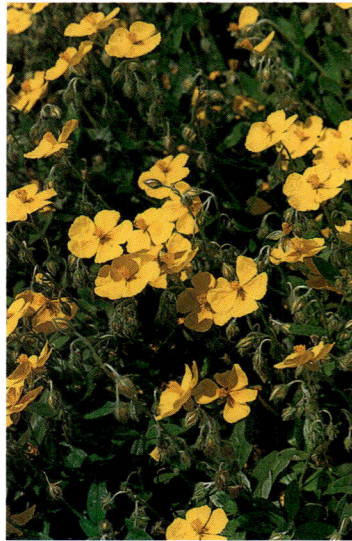

Red Chestnut (links) befreit von übermäßiger Sorge um andere. Rock Rose (rechts) beruhigt in psychischen Ausnahmezuständen.

Ihr Lernziel

Gäbe es mehr Oak-betonte Menschen, sähe die Welt besser aus, meinte E. Bach. Dennoch gehört zu dem Pflichtbewusstsein und der Verlässlichkeit, die den Oak-Menschen auszeichnet, auch ein großes Maß an Selbstverantwortung. Nur wenn Sie sich Erholungsphasen gönnen und sich von Ihrem übertriebenen Leistungsethos etwas lösen, können Sie zu einem wirklich guten Führer auch für andere werden.

Affirmation
Ich bin für mich verantwortlich.

Olive · Olive

Man ist körperlich und seelisch erschöpft, die Energiereserven sind aufgebraucht.

Schlüsselfragen
- Fühlen Sie sich öfter körperlich und seelisch völlig ausgelaugt?
- Fühlen Sie sich besonders nach intensivem Kontakt mit anderen Menschen erschöpft?
- Haben Sie das Gefühl, sich überhaupt nicht mehr regenerieren zu können?

Ihr Lernziel
Diese Blütenessenz fördert die Erholung nach großen körperlichen und seelischen Belastungen. Sie füllt z. B. bei Menschen, die therapeutisch arbeiten, die Energiereserven wieder auf, und bringt die Lebenskraft zum Fließen. Mit Ihrer Hilfe können Sie sich besser abgrenzen und schützen.

Affirmation
Ich lade mich auf mit Energie und Kraft.

Das Burnout-Syndrom – das Gefühl des inneren Ausgebranntseins – ist in unserer Leistungsgesellschaft ein weit verbreitetes Symptom. Olive trägt zu geistiger und körperlicher Regeneration bei.

Heilen mit Bach-Blüten

Pine · Schottische Kiefer

Man hat Schuldgefühle, macht sich Selbstvorwürfe, fühlt sich als Versager.

Schlüsselfragen
- Leiden Sie häufig unter Schuldgefühlen?
- Möchten Sie es gerne den anderen recht machen, damit Sie nicht abgewiesen oder bestraft werden?
- Machen Sie sich häufig Selbstvorwürfe?

Ihr Lernziel
Schuldgefühle können aus hohen Ansprüchen an sich selbst kommen, denen man nicht genügen kann. Ein anderer Grund kann sein, dass man glaubt, grundsätzlich kein Recht auf Leben zu haben. Wo auch immer die Ursache liegt, die Blüte Pine hilft Ihnen dabei, sich von ungerechtfertigten Schuldgefühlen zu lösen. Zum anderen können Sie besser

Schuldgefühle sind quälend, und können einen Großteil der Lebenskraft blockieren. Mit Pine können Sie diesen inneren Druck lindern, indem Sie sich von überhöhten Selbstansprüchen befreien.

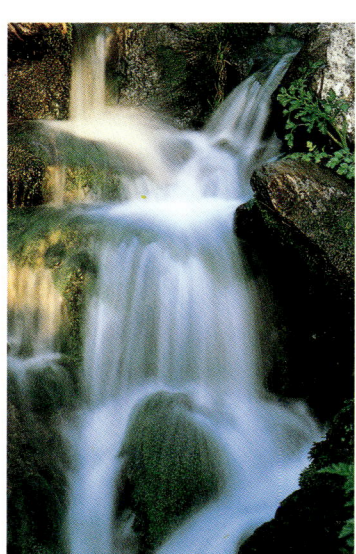
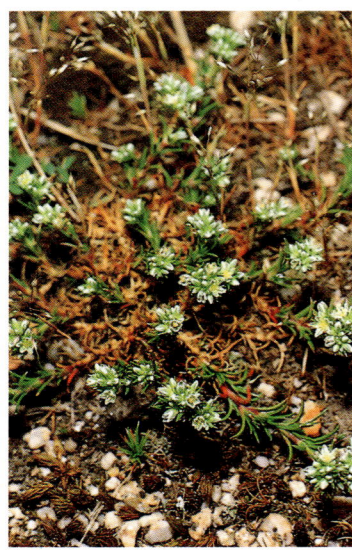

Rock Water (links) öffnet die Wahrnehmung, und lockert die Einstellung zu sich und anderen. Scleranthus (rechts) stabilisiert bei Unentschlossenheit, und fördert innere Beständigkeit.

erkennen, dass das Thema Schuld zum Menschsein gehört. Indem Sie sich selbst verzeihen, können Sie auch anderen besser verzeihen.

Affirmation
Ich verzeihe mir meine Fehler, auch sie dienen meiner Entwicklung.

Red Chestnut · Rote Kastanie

Man hat Angst um andere, übersieht dabei aber die eigenen Bedürfnisse.

Schlüsselfragen
- Machen Sie sich sehr viele Sorgen um andere, und vergessen sich dabei?
- Haben Sie das Gefühl, übermäßig für das Wohl anderer verantwortlich zu sein?

Ihr Lernziel
Wenn Sie sich in der Sorge um andere verlieren, überhören Sie Ihre eigenen Bedürfnisse. Durch Red Chestnut können Sie lernen, dass Sie einem anderen Menschen manchmal besser helfen können, wenn Sie ganz bei sich sind und aufbauende, liebevolle Gedanken aussenden. Jeder Mensch hat seine eigene Führung, und seinen eigenen Schutz.

Sorge um andere ist positiv, wenn sie nicht auf Kosten der eigenen Bedürfnisse gelebt wird. Red Chestnut hilft dabei, die richtige Balance zu finden.

Affirmation
Meine Liebe ist der beste Schutz für meine Mitmenschen.

Rock Rose · Sonnenröschen

Panikartige Ängste, hysterische Reaktionen treten auf, man neigt zum Dramatisieren.

Schlüsselfragen
- Neigen Sie zu Panikreaktionen?
- Versetzt Sie schon der Gedanke an bestimmte Situationen in Panik oder panische Angstgefühle?

Ihr Lernziel
Mit Hilfe der Blüte Rock Rose können Sie in Krisensituationen gelassener sein, in Notfällen Ruhe bewahren und das Richtige tun, anstatt sich in Ihren Ängsten und Panikreaktionen zu verlieren. Ein klarer Kopf und eine gute Intuition sind in diesen Situationen die besten Ratgeber.

Affirmation
Ich bin ruhig und voll Vertrauen.

Rock Water · Quellwasser

Man hat starre Prinzipien und übertrieben viele selbst gesetzte Normen. Dagegen mangelt es einem an Lebensfreude.

Schlüsselfragen
- Haben Sie strenge Prinzipien, denen Sie im Zweifelsfall Ihre Lebensfreude unterordnen?
- Unterdrücken Sie Ihre Bedürfnisse aufgrund zu strenger Moralvorstellungen?
- Fühlen Sie sich oft abgeschnitten von der Lebensfreude und sehen nur noch Ihre Pflichten?

Ihr Lernziel
Innere Lebendigkeit und Lebensfreude muss Disziplin nicht ausschließen – das ist das Lernthema dieser Blüte. Ziele können auch erreicht werden, wenn man sich Pausen gönnt, und sich selbst gegenüber auch mal nachgiebig sein kann. Außerdem können Sie durch die Einnahme der Blüte leichter erken-

---

Pflichtbewusstsein ganz ohne Lebensfreude ist einseitig und destruktiv. Beide Elemente zu verbinden, kann mit Hilfe von Rock Water gelingen.

nen, wann Sie diese starren Prinzipien und große Disziplin nur dazu einsetzen, um von anderen bewundert zu werden.

Affirmation
Lebensfreude ist die größte Quelle für Gesundheit und Glück.

Scleranthus · Einjähriger Knäuel

Man leidet unter Entscheidungsschwäche und innerer Zerrissenheit, will auf keine der beiden Möglichkeiten einer Alternative verzichten.

Schlüsselfragen
- Können Sie sich schlecht entscheiden?
- Fühlen Sie sich oft hin und her gerissen zwischen mehreren Möglichkeiten?
- Sind Sie nur schwer fähig, schnelle und für Sie befriedigende Entscheidungen zu treffen?

Die Schwierigkeit, Entscheidungen zu treffen, ist meist verbunden mit der Angst vor dem Verzicht auf potenzielle Möglichkeiten. Doch müssen wir, um handlungsfähig zu bleiben, unsere Entscheidungsfähigkeit schulen. Scleranthus gibt uns das Vertrauen in dieses wichtige Instrument der Selbstbestimmung zurück.

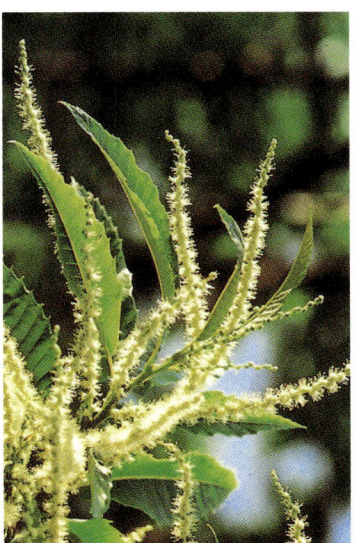

Star of Bethlehem (links) trägt zur Heilung alter und neuer seelischer Wunden bei. Sweet Chestnut (rechts) eröffnet neue Wege in Krisenzeiten.

Ihr Lernziel

Je weniger Sie sich von Ihren Emotionen bezüglich der einen oder anderen Seite einer Entscheidung beeinflussen lassen, umso leichter fällt es Ihnen, sich zu entscheiden. Mit Hilfe der Blüte Scleranthus stärken Sie Ihr Unterscheidungsvermögen, lernen Sie, eine Entscheidungssituation immer wieder aus der Distanz zu betrachten und damit einen besseren Überblick zu gewinnen.

Affirmation

Ich kann keine falsche Entscheidung treffen, denn jeder Weg führt mich zu einer wichtigen Lebenserfahrung.

Star of Bethlehem · Doldiger Milchstern

Man steht unter Schock, erlebt tiefe Trauer.

Schlüsselfragen

- Können Sie sich an eine Schocksituation in Ihrem Leben erinnern, die noch in Ihnen nachwirken könnte?
Hatten Sie schwere Operationen, Geburten, oder glauben Sie, dass bei Ihnen selbst ein Geburtsschock vorliegt?
Gibt es in Ihrem Leben Situationen, deren Erinnerung Sie noch heute erschüttert?

Ihr Lernziel

Schocksituationen, wie wir sie nach Unfällen, Operationen, Trennungen, Tod eines geliebten Menschen erfahren, greifen tief in unser Unterbewusstes ein. So wirken möglicherweise Schocksituationen aus den ersten Lebenstagen im ganzen Leben weiter. Die Blüte Star of Bethlehem ist für beides geeignet – für akute Schocksituationen und für lange zurückliegende verdrängte. Sie ist ein wahrer Seelentröster.

Auch tiefe seelische Wunden können – sind sie erstmal ins Bewusstsein gelangt – unsere Seelenlandschaft positiv erweitern. Vertrauen Sie auf die Wirkung des Star of Bethlehem, und eröffnen Sie sich Zugang zu diesem heilenden Potenzial.

Affirmation
Ich finde Trost im Glauben an das Unvergängliche.

Sweet Chestnut · Edelkastanie

Man leidet unter Mutlosigkeit, tiefster Seelenqual, empfindet dunkle Nacht der Seele und extreme Trauer.

Schlüsselfragen
- Haben Sie das Gefühl tiefsten innersten Schmerzes?
- Fühlen Sie sich wie an einem dunklen Ort, ohne jeden Hoffnungsschimmer?

Ihr Lernziel
In den tiefsten und schwersten Stunden des Lebens ist es meistens schwer, einen Menschen mit tröstenden Worten zu erreichen. Tiefste Einsamkeit umfängt die Seele. Sweet Chestnut erleichtert Ihnen das vertrauensvolle Öffnen im Gebet oder in der Meditation, und auch den Kontakt mit einem nahe stehenden Menschen. Auf diese Weise können Sie auch schwerste Zeiten besser aushalten.

Affirmation
Die tiefste Nacht ist der Anbruch des neuen Tages.

Mit sich und anderen in Kontakt zu bleiben, heißt auch: Gefühle zuzulassen, mitzuteilen und gemeinsam zu durchleben. Sweet Chestnut hilft, auch negativen Gefühlen den nötigen Platz einzuräumen.

Vervain · Eisenkraut

Man versucht, eigene Überzeugungen und Vorstellungen auf andere zu übertragen, entwickelt missionarischen Eifer und hektische Überaktivität.

Schlüsselfragen
- Fühlen Sie sich oft durch Ihre übersteigerte Begeisterung erschöpft?

Heilen mit Bach-Blüten

Sind Sie oft von der Kraft Ihrer eigenen Überzeugungen so mitgerissen, dass Sie für andere Positionen blind und taub werden? Vervain hilft dabei, den gemeinsamen Lernprozess mit Feingefühl und Toleranz zu gestalten und Andersdenkenden den nötigen Freiraum zuzugestehen.

- Glauben Sie oft, andere Menschen missionieren zu müssen?
- Haben Sie das Gefühl, was Sie für gut und richtig halten, unbedingt an andere weitergeben zu müssen?

Ihr Lernziel

Mit Hilfe dieser Blüte lernen Sie andere anzuregen, zu motivieren und auch zu begeistern – und ihnen dennoch die Freiheit zu lassen, Ihre Ideen abzulehnen. Sie verstricken sich weniger in Ihre Pläne, und springen in der eigenen Unrast und Überschwenglichkeit nicht von einem Projekt zum andern.

Affirmation

Ich bin mir treu, und erlaube auch anderen, sich treu zu sein.

Vine · Wein

Man kultiviert einen starken Führungsanspruch und Machtwillen, bis hin zu missbrauchter Autorität.

Vervain (links) zügelt ungebändigte Energien und missionarischen Überzeugungsdrang. Vine (rechts) schützt vor Missbrauch der eigenen Macht, und weist den Weg zur persönlichen, natürlichen Autorität.

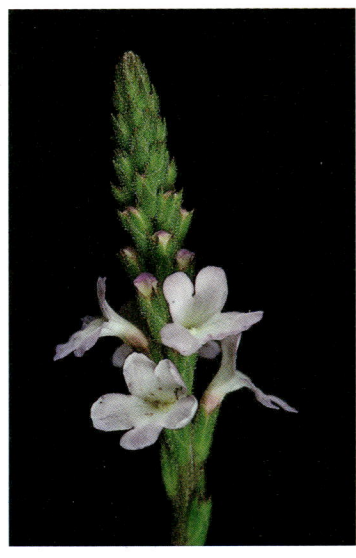
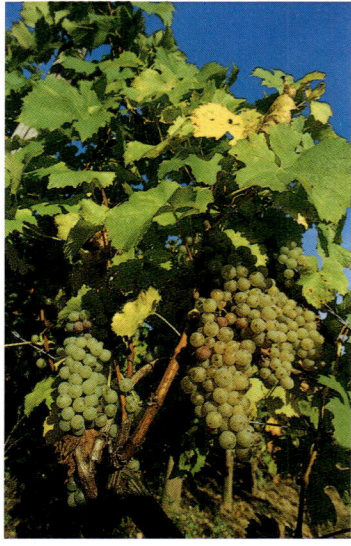

Schlüsselfragen

- Möchten Sie um jeden Preis die Führungsrolle in einer Gruppe übernehmen?
- Glauben Sie, dass nur Sie den richtigen Weg wissen, den sie deshalb anderen notfalls aufzwingen müssen?
- Sind Sie sehr rechthaberisch?
- Erwarten Sie Unterordnung von anderen?

Ihr Lernziel

Mit Hilfe der Blüte Vine können Sie lernen, Ihre positive Autorität und Ihre Macht für das Wohl der Menschen einzusetzen – aber sich über den Erfolg anderer ebenfalls zu freuen, und nicht immer im Mittelpunkt stehen zu müssen. Immer die Führungsrolle zu übernehmen, geht bei den meisten Menschen auf Kosten der eigenen Gefühlswelt. Mit Hilfe der Blüte können Sie sich im richtigen Moment auch entspannen und loslassen.

Affirmation

Ich stelle mich mit meinen Fähigkeiten in den Dienst der Menschheit.

Walnut · Walnuss

Man bleibt in einer Krise stecken, leidet unter mangelnder Durchhaltefähigkeit und Verunsicherung, kann den nötigen Neuanfang nicht machen.

Walnut ist eine wichtige Unterstützung in allen Lebensphasen, in denen ein neuer Lebensweg beschritten werden muss: Sie bietet ein Geländer, das uns auf dem Weg zu selbstgesteckten Zielen den nötigen Halt bietet.

Schlüsselfragen

- Lassen Sie sich von einem eingeschlagenen Weg leicht abbringen?
- Befinden Sie sich in einer Neuorientierung und haben Sie das Gefühl, auf diesem neuen Weg nicht richtig weiter zu kommen?

Heilen mit Bach-Blüten

Kontaktarmut und Isolation sind meist keine Frage äußerer Umstände, sondern darauf zurückzuführen, dass dem Individuum die Kraft zum Durchbruch fehlt.

Ihr Lernziel

Die Fähigkeit zum Durchhalten, zum Durchbruch, zum Neubeginn ist die Lektion dieser Blüte. Dazu ist es nötig, sich selbst treu zu bleiben, sich von der Meinung anderer nicht beeinflussen zu lassen, bzw. Widerstände nicht als willkommene Ausrede zum Aufgeben zu benutzen. So wird Walnut oft als »die Blüte, die den Durchbruch schafft« bezeichnet.

Affirmation

Wie die Pflanze im Frühling durch das noch halb gefrorene Erdreich bricht, so bahne ich mir meinen Weg durch alle Widerstände.

Water Violet · Sumpfwasserfeder

Man leidet unter innerer Zurückhaltung, der Unfähigkeit, Zärtlichkeit zu geben, unter Mangel an Nähe und Isolation.

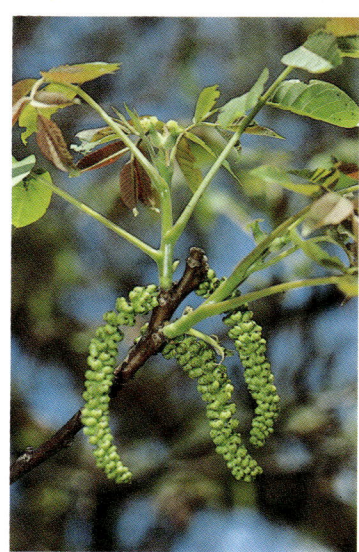
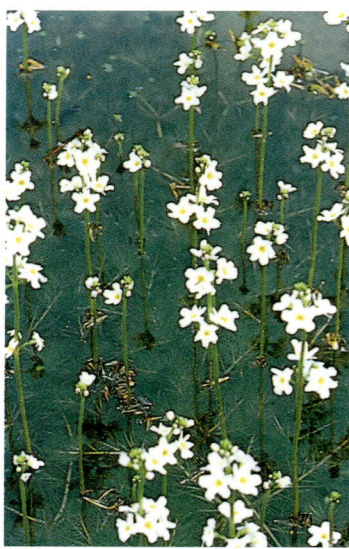

Walnut (links) unterstützt die innere Unabhängigkeit von äußeren Umständen. Water Violet (rechts) ermöglicht das Zugehen auf andere, und schützt vor Kontaktarmut und Isolation.

Schlüsselfragen

- Neigen Sie dazu, sich z. B. in einer Gruppe von Menschen als etwas Besonderes zu fühlen?
- Fällt es Ihnen schwer, Kontakte zu knüpfen, weil Sie glauben, dass es eigentlich kaum Menschen gibt, die Ihnen ebenbürtig sind?
- Fühlen Sie sich durch dieses Handicap innerlich isoliert und einsam?

Ihr Lernziel

Die Blüte Water Violet kann Ihnen helfen, sich weniger hinter Ihren eigenen Schutzmauern zu verbergen, Gefühle offener zu zeigen und weniger Stolz und Überlegenheitsgefühl auszustrahlen. Was Sie gewinnen, sind Nähe, menschliche Wärme, Zärtlichkeit, und das Gefühl, mit anderen verbunden zu sein. Je mehr positive Erfahrungen Sie in diese Richtung machen, umso leichter wird es Ihnen fallen, Ihren eigenen Raum zu schützen, und sich dennoch auch zu öffnen.

Affirmation

Ich kann Nähe zulassen, ohne mich zu verlieren.

White Chestnut · Weiße Kastanie

Man leidet unter unerwünschtem Gedankenzudrang, unter Konzentrationsstörungen, die Gedanken kreisen ständig um ein und dasselbe Problem.

White Chestnut gibt uns die nötige Kraft, Ordnung in unser inneres und äußeres Leben zu bringen.

Schlüsselfragen

- Fällt es Ihnen schwer, unangenehme Gedanken und Vorstellungen loslassen zu können?
- Haben Sie oft das Gefühl, dass Sie das Gedankenkarussell im eigenen Kopf nicht anhalten und Sie sich nicht mehr entspannen können?

Ihr Lernziel

Durch das Freiwerden von quälenden Gedanken können Sie wieder zu einer inneren Ordnung finden. Oft ist es dazu notwendig, unerledigte Konflikte zu bereinigen, unangenehme Gespräche zu führen, weggeschobene Arbeiten zu erledigen. Erst wenn Ruhe eingekehrt ist, können Sie sich wieder auf einen Gedanken, eine Sache konzentrieren. Dabei soll Ihnen die Blüte White Chestnut helfen.

Affirmation

Ich bringe Ordnung in mein Leben, Ordnung in meine Gedanken.

Wild Oat · Waldtrespe

Man erlebt starke Unzufriedenheit, weil man seine Lebensaufgabe nicht findet, ist sich unsicher über die eigenen Fähigkeiten und Begabungen.

Ihr Lebensthema und Ihr Lebensziel ist nur in Ihnen selbst verborgen. Wild Oat wird Ihnen dabei helfen, Ihren inneren Wegweiser zu finden.

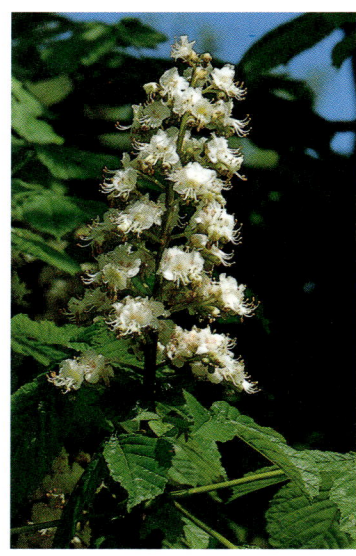 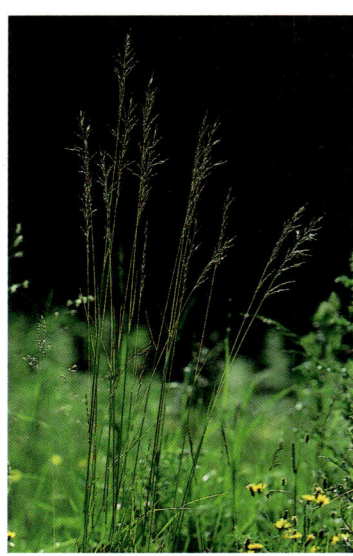

White Chestnut (links) sorgt für gedankliche Ruhe und Klarheit. Wild Oat (rechts) hilft bei Orientierungslosigkeit.

Schlüsselfragen
- Sehen Sie keine Perspektive mehr für Ihr Leben?
- Fällt es Ihnen schwer, sich für einen Beruf oder eine Aufgabe zu entscheiden?

Ihr Lernziel
Diese Blütenessenz fördert das Erkennen bzw. Finden der eigenen Lebensaufgabe. Sie soll Ihnen dabei helfen, sich weniger zu verzetteln, mehr Klarheit über die eigenen Fähigkeiten und Begabungen zu bekommen und damit auch die richtigen Situationen und Menschen anzuziehen, bzw. achtsamer dafür zu sein, wann Ihnen Hilfe von außen begegnet.

Affirmation
Ich vertraue meiner inneren Führung.

Wild Rose · Heckenrose

Man leidet unter Phlegma, Trägheit, Teilnahmslosigkeit und fehlender Motivation.

Schlüsselfragen
- Haben Sie oft das Gefühl der Resignation?
- Fällt es Ihnen schwer, sich zu etwas aufzuraffen?

Ihr Lernziel
Die Blüte Wild Rose kann Ihnen helfen, aus einem Zustand der blockierten Lebensenergie wieder herauszufinden. Wichtig ist dabei auch, dass Sie erkennen, was immer wieder zu diesem Zustand der Lähmung in Ihrem Leben führt, und was Ihnen hilft, um das zu kämpfen, was Ihnen wichtig ist.

Affirmation
Ich bejahe das Leben.

Teilnahmslosigkeit ist ein Ausdruck von verschütteter Lebenskraft. Mit Wild Rose können Sie sämtliche Energien, die in Ihnen schlummern, freisetzen.

Willow · Weide

Man leidet unter Selbstmitleid, innerem Groll, dem Gefühl, Opfer eines grausamen Schicksals zu sein.

Schlüsselfragen
- Sind Sie oft verbittert und enttäuscht?
- Fühlen Sie sich als Opfer des Schicksals?
- Können Sie schwer verzeihen?

Ihr Lernziel
Oft fällt es dem Menschen schwer, seinen eigenen Anteil am Scheitern von Lebenskonzepten zu sehen. Mit Willow erkennen Sie den eigenen Schatten besser, werden fähiger zum Verzeihen und können sich von Ihrem Selbstmitleid lösen.

Affirmation
Ich bin verantwortlich für mein Leben.

Menschen, die sich als Opfer der Lebensumstände betrachten, weisen sich selbst eine hilflose und passive Rolle zu. Willow mobilisiert das Gefühl der Selbstverantwortlichkeit, und befähigt so zu einem aktiven und selbstbestimmten Leben.

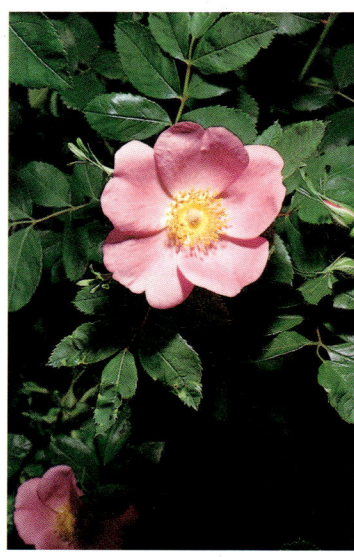
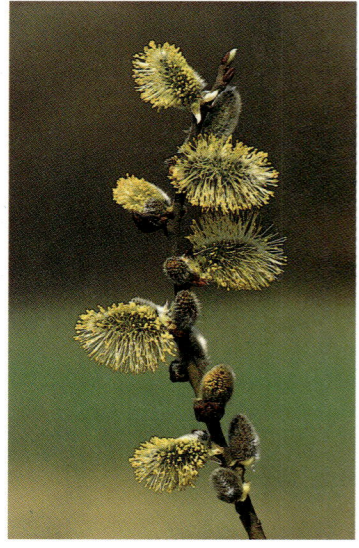

Wild Rose (links) gibt Kraft bei Traurigkeit und Resignation. Willow (rechts) macht die positiven Aspekte des Lebens bewusst.

Über die Autorin

Anna Elisabeth Röcker arbeitet als Heilpraktikerin und Yoga-Lehrerin in eigener Praxis in München. Sie ist Dozentin am Zentrum für Naturheilkunde, München, und der Gesundheitsakademie in Bad Griesbach.

Literatur

Bach, Dr. Edward: Gesammelte Werke. Aquamarin Verlag. Grafing 1987
Bach, Dr. Edward: Die nachgelassenen Originalschriften. Irisana-Verlag. München 1995
Heinke, Dagmar P./Röcker, Anna Elisabeth: Bach-Blüten. Krankheit als Weisung der Seele. Ludwig Verlag. München 1996
Heinke, Dagmar P.: Sanft heilen mit Bach-Blüten. Südwest Verlag. München 1995
Scheffer, M./Storl, Wolf-D.: Neue Einsichten in die Bach-Blüten-Therapie. Heyne Verlag. München 1991
Samel, Gerti: Heilkräuter für die Seele. Südwest Verlag. München 1996

Hinweis

Das vorliegende Buch ist sorgfältig erarbeitet worden. Dennoch erfolgen alle Angaben ohne Gewähr. Weder Autorin noch Verlag können für eventuelle Nachteile oder Schäden, die aus den im Buch gemachten praktischen Hinweisen resultieren, eine Haftung übernehmen.

Anmerkung der Redaktion

Sie haben es sicher gemerkt, dass wir diesem Buch die neuen amtlichen Rechtschreibregeln zu Grunde/zugrunde gelegt haben.

Bildnachweis

AKG, Berlin: 32; Botanik-Bildarchiv Laux, Biberach a.d.R.: 82 re.; Das Fotoarchiv, Essen: 92 re. (Andreas Riedmiller); De Cuveland, Norderstedt: 25 re.; Klett Floradruck, Filderstadt: 21 li., 69 re., 71 re., 80 re.; The Image Bank, München: 10 (N.N.); Tony Stone, München: 1 (John Warden), 6 (Derke/O'Hara), 13 (Paul Fletcher), 44 (Rick Raymond), 47 (John Beatty), 58 (Pete Seaward), 60 (Curt Maas), 82 li. (Tony Craddock); Wildlife, Hamburg: 15 li., re., 18 li., 21 re., 63 li., 66 li., 71 li., 80 li., 85 re., 90 li. (D. Harms), 18 re. (K. Bogon), 25 li., 41 li., 66 re., 94 re. (D. Usher), 34 li. (H. Wirth), 34 re., 74 re., 94 li. (J. Mallwitz), 41 re., 85 li., 88 li. (P. Hartmann), 53 li. (H. Ausloos), 53 re. (H. C. Kappel), 63 re., 90 re. (J. Kamien), 69 li. (Marcus Siebert), 74 li. (G. Synatzschke), 88 re. (O. Diez), 92 li. (G. Czepluch) ; Zuche Michael, München: Titelbild, 16

Impressum

© 1997 Südwest Verlag GmbH & Co. KG, München
2. Auflage 1998

Alle Rechte vorbehalten. Nachdruck – auch auszugsweise – nur mit Genehmigung des Verlags.

Redaktion:
Dr. Alex Klubertanz

Projektleitung:
Stephanie Wenzel

Redaktionsleitung:
Dr. med. Christiane Lentz

Bildredaktion: Bettina Huber

Produktion: Manfred Metzger

Umschlag: Till Eiden

DTP/Satz:
satz & repro Heinrich Grieb

Druck: Color-Offset, München

Bindung:
R. Oldenbourg, München

Printed in Germany

Gedruckt auf chlor- und säurearmem Papier
ISBN 3-517-01940-2

Register

Agrimony 39, 60
Allergien 46
Alltagsbelastungen 24
Alter 23
Altersdiabetes 51
Ängste 27, 33f.
Anwendungsregeln 28f.
Aspen 34, 61
Asthma 53
Atmungsorgane, Störungen der 52f.
Aufbewahrung 30
Auswahl, intuitive 14
Baldrianbad 27
Bauchspeicheldrüse, Beschwerden der 51
Beech 42, 62
Behandlungsregeln 28f.
Bewegungsapparat, Störungen 54
Blutdruck
 –, hoher 49
 –, niedriger 48
Blüten 10
Centaury 39, 64
Cerato 35, 65
Cherry Plum 34, 66
Chestnut Bud 38, 67
Chicory 42, 68
Clematis 36, 69
Crab Apple 42, 70
Darmbeschwerden 51
Drogen 57
Eigenständigkeit, mangelnde 39f.
Einsamkeit 38f.
Elm 40, 71
Erkältungen 47
Fremde Einflüsse, Überempfindlichkeit 39f.

Fürsorge, übertriebene 42f.
Geburt 21
Gegenwart, mangelndes Interesse 36f.
Gentian 35, 72
Gorse 35, 73
Grippe 47
Hausapotheke 16f.
Haustiere behandeln 30
Hautprobleme 55
Heather 39, 73
Helfersyndrom 42f.
Herstellen einer Blütenmischung 29
Herzbeschwerden 48
Heublumensackauflage 23
Holly 40, 75
Honeysuckle 37, 75
Hornbeam 36, 76
Impatiens 38, 77
Johanniskrauttee 22
Kindheit 19
Krankheit
 –, Definition nach Bach 8
 –, Umgang mit 44f.
 –, Ursachen 9
Krebs 58
Kreislaufprobleme 48
Larch 40, 78
Lavendelbad 22
Lebenskrisen 26
Leberbeschwerden 50
Magenbeschwerden 49
Melissenbad 27
Mimulus 33, 78
Mustard 37, 79
Mutlosigkeit 40f.
Negative Gemütszustände 32f.
Nervensystem, Störungen 55
Nierenbeschwerden 52
Notfallsalbe 18

Notfalltropfen 17
Oak 42, 80
Olive 37, 81
Persönlichkeitstypen 32f.
Pflanzen behandeln 31
Pine 40, 82
Pubertät 20
Rauchen 53
Red Chestnut 34, 83
Rescue-Remedy 17
Rock Rose 33, 83
Rock Water 43, 84
Rückenschmerzen 54
Schmerzen, individuelle Reaktion auf 44f.
Schmerzzustände 56
Schwangerschaft 21
Schwingungen 10
Scleranthus 36, 85
Selbstbewusstsein 9
Sonnenmethode 11
Star of Bethlehem 41, 86
Suchtprobleme 57
Sweet Chestnut 41, 87
Toleranz 9
Unentschlossenheit 35f.
Unsicherheit 35f.
Verdauungsstörungen 49f.
Verletzungen, äußere 18
Vervain 43, 87
Verzweiflung 40f.
Vine 43, 88
Walnut 39, 89
Water Violet 38, 90
Wechseljahre 22
Weißdorntee 23
White Chestnut 37, 91
Wild Oat 36, 92
Wild Rose 37, 93
Willow 42, 94